Câncer e prevenção

CIP- BRASIL. CATALOGAÇÃO NA PUBLICAÇÃO
SINDICATO NACIONAL DOS EDITORES DE LIVROS, RJ

C222

Câncer e prevenção / Artur Malzyner, Ricardo Caponero. – 1. ed. –
São Paulo : MG Editores, 2013.

ISBN 978-85-7255-102-1

1. Câncer – Prevenção. 2. Câncer – Diagnóstico I. Artur, Malzyner.
II. Ricardo, Caponero.

13-01323

CDD: 616.994
CDU: 616-006

www.mgeditores.com.br

EDITORA AFILIADA

Compre em lugar de fotocopiar.
Cada real que você dá por um livro recompensa seus autores
e os convida a produzir mais sobre o tema;
incentiva seus editores a encomendar, traduzir e publicar
outras obras sobre o assunto;
e paga aos livreiros por estocar e levar até você livros
para a sua informação e o seu entretenimento.
Cada real que você dá pela fotocópia não autorizada
de um livro financia o crime
e ajuda a matar a produção intelectual de seu país.

Câncer e prevenção

ARTUR MALZYNER
RICARDO CAPONERO

[ORGANIZADORES]

CÂNCER E PREVENÇÃO
Copyright © 2013 by autores
Direitos desta edição reservados por Summus Editorial

Editora executiva: **Soraia Bini Cury**
Editora assistente: **Salete Del Guerra**
Coordenação do projeto: **Gabriela Malzyner**
Capa: **Buono Disegno**
Imagem da capa: **Shots Studio/Shutterstock**
Projeto gráfico e diagramação: **Crayon Editorial**
Impressão: **Sumago Gráfica Editorial**

Este livro não pretende substituir qualquer tratamento médico.
Quando houver necessidade, procure a orientação de
um profissional especializado.

MG Editores
Departamento editorial
Rua Itapicuru, 613 – 7º andar
05006-000 – São Paulo – SP
Fone: (11) 3872-3322
Fax: (11) 3872-7476
http://www.mgeditores.com.br
e-mail: mg@mgeditores.com.br

Atendimento ao consumidor
Summus Editorial
Fone: (11) 3865-9890

Vendas por atacado
Fone: (11) 3873-8638
Fax: (11) 3873-7085
e-mail: vendas@summus.com.br

Impresso no Brasil

Sumário

Prefácio 7
Angelita Habr Gama

Introdução: breve história da oncologia no Brasil e no mundo . . 9
Vanessa Mastro e Artur Malzyner

PARTE I – NOÇÕES GERAIS SOBRE A DOENÇA

1 O que é câncer 17
Ricardo Caponero

2 Diagnóstico, causas conhecidas, fatores
de risco e evolução do câncer 27
Elza Maria de Oliveira Dertonio Donato

PARTE II – PREVENÇÃO PRIMÁRIA: É POSSÍVEL EVITAR A OCORRÊNCIA DO CÂNCER?

3 Quimioprevenção em oncologia: onde estamos? 43
Elge Werneck Araújo Júnior

4 Cirurgia (profilática) preventiva **49**
Maurício Antranig Nicolian Muradian
Emerson Neves dos Santos

5 Prevenção e alimentação **57**
Fernanda de Campos Prudente Silva

PARTE III – DIAGNÓSTICO PRECOCE

6 Importância do diagnóstico precoce e recomendações . . . **69**
Artur Malzyner

7 Barreiras psicológicas para a prevenção do câncer:
a contribuição da psico-oncologia **75**
Maria da Glória Gonçalves Gimenes
Tassiana Barros Petrilli

PARTE IV – TRATAMENTO

8 Como o câncer é tratado **85**
Ricardo Caponero

9 Tratamento sistêmico **91**
Daniele Evaristo Vieira Alves

10 Cuidados especiais durante a terapia antineoplásica: uma
abordagem prática durante o período de tratamento **105**
Valéria Brazoloto

11 A inserção do profissional farmacêutico na equipe **109**
Simone Aparecida Oguchi Falcari

Prefácio

Prefaciar a presente obra, *Câncer e prevenção*, representa para mim momento de grande alegria e interesse. Agradeço, portanto, o honroso convite que me fizeram seus organizadores, dr. Artur Malzyner e dr. Ricardo Caponero.

Trata-se sem dúvida de contribuição muito rica e oportuna para o leitor não médico, visando, em nível adequado, oferecer informações e esclarecimentos pertinentes sobre o importante assunto das doenças malignas.

Os numerosos capítulos que compõem o livro são versados em linguagem clara e didática, trazendo inquestionável cabedal de esclarecimentos. Seus autores, muito bem selecionados pelos organizadores, elaboraram com grande propriedade excelentes textos, atendo-se cuidadosamente às informações sobre os conhecimentos práticos das medidas de prevenção e da redução dos riscos da neoplasia maligna.

Discorrem os autores sobre os desvios da genética e da biologia celular no tocante à multiplicação, morte e perpetuação da célula, assim como sobre as medidas necessárias para corrigir e evitar os referidos transtornos, tendo em vista o controle do grave problema de saúde pública que é o câncer.

O texto traz também, com clareza e propriedade, informações sobre diagnóstico precoce, tratamento e importância da dieta na prevenção da doença. Enfocando o papel da contribuição psico-oncológica como prevenção e tratamento, aborda ainda a importância do trabalho integrado multidisciplinar e multiprofissional, incluindo a hoje reconhecida e valiosa inserção do profissional farmacêutico na equipe de tratamento.

Trata-se de obra inaugural na literatura brasileira, com abordagem extensa sobre um tópico de tanta importância social.

Antevê-se, desde logo, amplo acolhimento do leitor, pois esta obra se insere de forma muito oportuna no objetivo de oferecer conhecimentos contributivos para o melhor domínio do grande público e para sua participação no controle do câncer.

Estão de parabéns os organizadores por esta importante iniciativa editorial.

ANGELITA HABR GAMA
Professora emérita de Cirurgia da Faculdade de Medicina da Universidade de São Paulo (FMUSP) e presidente da Associação Brasileira de Prevenção do Câncer de Intestino (Abrapreci)

Introdução: breve história da oncologia no Brasil e no mundo

VANESSA MASTRO E ARTUR MALZYNER

O câncer é uma doença muito antiga. O primeiro a estudá-la foi Hipócrates (460-370 a.C.), que, por meio de observações, verificou que algumas deformidades apresentavam projeções semelhantes às pinças de um caranguejo. Devido a essa característica, nomeou essas alterações como *karkinos* e *karkinoma* ("caranguejo" em grego).

Alguns séculos mais tarde, o médico grego Cláudio Galeno (130-200 d.C.) considerou o aumento da bílis negra o responsável pelo aparecimento do câncer de pele, conhecido como melanoma. Essa teoria perdurou até o século 19. Galeno descreveu os tumores com o termo *oncos* (inchaço), que originou a palavra *oncology* (oncologia), como é conhecida atualmente.

Nos séculos 16 e 17, tornou-se possível dissecar corpos a fim de descobrir a causa da morte. Com isso, o professor alemão Wilhelm Fabry (1560-1634) foi capaz de observar um coágulo de leite em um ducto mamário, relacionando-o com o câncer de mama. Já o holandês Franciscus Sylvius (1614-

-1672), seguidor de Descartes, acreditava que o câncer de linfa era resultado de processos químicos.

A primeira causa de câncer foi identificada pelo cirurgião londrino Percivall Pott (1714-1788). Ele descobriu em 1775 que o câncer da bolsa escrotal era uma doença comum entre os limpadores de chaminés.

Já no século 18, com o auxílio do microscópio, o cirurgião inglês Campbell De Morgan (1811-1876) observou que as células cancerosas podiam também se espalhar pelos gânglios linfáticos, originando as metástases. Rudolf Virchow (1821-1902), médico alemão conhecido como fundador da patologia celular, constatou que os tumores tinham características específicas.

Por sua vez, os egípcios deram grande contribuição para o tratamento do câncer. A primeira descrição médica da doença de que se tem conhecimento data de 2.500 a.C., sendo atribuída ao sacerdote egípcio Imhotep, em quem "uma massa protuberante no seio" foi cauterizada com o auxílio de uma broca de fogo.

No século 19, graças às melhores condições de higiene e assepsia e ao advento da anestesia, tornou-se possível a remoção cirúrgica dos tumores, protocolo que passou a ser recomendado como tratamento primário da doença.

No final daquele mesmo século, o casal Marie Curie (1867-1934) e Pierre Curie (1859-1906) descobriu a radiação, pedra fundamental do que viria se tornar a moderna radioterapia. Com isso, cirurgiões e radiologistas começaram a trabalhar em conjunto para ajudar os pacientes com câncer. A partir daí, o tratamento passou a ser realizado em ambiente hospitalar e as informações sobre a doença, bem como os dados dos pacientes, foram documentados. Tal compilação permitiu desenvolver a disciplina de estatística médica, área essencial da moderna oncologia clínica científica.

A partir da metade do século 20, novos métodos de tratamento, como terapia hormonal e quimioterapia, foram introduzidos. Hoje, com o avanço nas técnicas de imagem e a melhor compreensão da biologia e da genética, a oncologia é capaz de aperfeiçoar tratamentos para pacientes de maneira individual com base em suas características moleculares.

A EVOLUÇÃO DA ONCOLOGIA NO BRASIL

As primeiras iniciativas para o controle do câncer no Brasil remontam ao início do século 20, tendo sido orientadas quase exclusivamente para o diagnóstico e o tratamento.

Em virtude da escassez de conhecimento sobre a etiologia da doença, pouca ênfase era dada à prevenção. Porém, segundo os especialistas em oncologia, deveria haver uma preocupação maior com a prevenção e o diagnóstico precoce, com o que concordavam os cirurgiões.

Na ocasião, o câncer e muitas outras doenças assolavam a cidade do Rio de Janeiro. A fim de evitar que se propagassem, o governo assumiu a assistência à saúde por meio de diversas medidas, com destaque para a criação de serviços públicos, a vigilância sanitária e o controle mais eficaz sobre os portos.

Em 1920, foi criado o Departamento Nacional de Saúde Pública (DNSP). Visando à ampliação do campo de ação assistencial, esse órgão abrangia a saúde infantil, industrial e ocupacional. Com isso, coube à União promover e regular os serviços de saúde no território nacional. Em 1923, o DNSP passou a chamar-se Departamento Nacional de Saúde (DNS).

Em 1924, durante o II Congresso Brasileiro de Higiene, comparou-se o declínio da tuberculose com o aumento do câncer nos principais centros urbanos do Brasil. O índice de mortalidade pela doença no país era considerado baixo, mas tendia a elevar-se a cada década, caso não fossem adotadas providências a esse respeito.

O assunto despertou a atenção do dr. Carlos Chagas, diretor da Divisão Nacional de Saúde, que codificou o interesse da comunidade médica voltada para o tema por meio de regulamentação sanitária, fixando cláusulas para a luta contra o câncer. A chamada Reforma Carlos Chagas, iniciada em 1921, já previa a elaboração de estatísticas sobre o câncer.

O Instituto Nacional de Câncer (Inca) – uma das maiores instituições brasileiras de pesquisa e tratamento da doença – começou a ser gestado em 1938, quando foi inaugurado o Centro de Cancerologia no Serviço de Assistência Hospitalar do Distrito Federal, no Rio de Janeiro.

Outra grande instituição, o Hospital do Câncer, nasceu da Associação Paulista de Combate ao Câncer, criada pelo cirurgião Antônio Cândido de Camargo. Desde a fundação da Faculdade de Medicina da Universidade de São Paulo, em 1913, até 1934, Camargo foi o professor responsável pela cadeira de clínica cirúrgica. Pioneiro em neurocirurgia, ele trouxe importantes contribuições para o tratamento de tumores de cérebro e medula. Em sua homenagem, o Hospital do Câncer passou a se chamar A. C. Camargo.

Ao longo do século 20, inúmeras instituições de prevenção e combate ao câncer, bem como centros de pesquisa, foram criadas no Brasil. Hoje, são milhares de associações, grupos de ajuda, hospitais, clínicas e centros especializados distribuídos por todo o território nacional.

SITE

Instituto Nacional de Câncer – www.inca.gov.br

PARTE I

NOÇÕES GERAIS SOBRE A DOENÇA

1
O que é câncer

RICARDO CAPONERO

Neste capítulo, abordaremos os principais aspectos da doença, definindo o que é câncer, explicando como ele se forma e descrevendo seus fatores predisponentes e de risco.

Câncer ou neoplasia (*neo* = novo; *plasia* = formação) é o nome que se dá a um grupo de doenças que têm em comum a proliferação celular excessiva e descontrolada que persiste mesmo após o estímulo inicial que a causou ter cessado. Ou seja, o câncer acontece quando uma célula normal do corpo perde o controle e passa a proliferar de forma desenfreada.

O senso comum diz que todos nós temos células cancerosas no corpo, mas a verdade não é bem essa. De fato, todas as nossas células podem, potencialmente, perder o controle e dar origem a uma neoplasia. É provável que isso ocorra muitas vezes, mas mecanismos regulatórios do organismo, inclusive do sistema imunológico, não deixam essas células progredirem e formarem o câncer.

Se todas as nossas células podem originar um câncer, e se temos milhares de tipos variados de células, fica fácil entender que câncer é, na verdade, a denominação geral para um grande grupo de doenças bastante diferentes entre si. Isto é, falar de "câncer" genericamente é como falar de "infecção". Vários órgãos podem ser acometidos por infecções, e estas podem ser causadas por inúmeros micro--organismos (patógenos). O que quer dizer, na prática, que uma infecção urinária não tem nada que ver com uma pneumonia, que por sua vez não tem relação com uma meningite. O quadro clínico, o prognóstico e o tratamento são absolutamente diferentes. O mesmo acontece com o câncer: há diversos tipos de neoplasia, com quadro clínico, prognóstico e tratamentos bastante distintos.

Exceto as unhas e o cabelo, que são tecidos mortos (você pode cortá-los sem anestesia), qualquer outro tecido do corpo humano possui células capazes de dar origem a um tumor. Até bem pouco tempo atrás, falávamos em câncer de mama, de pulmão, de intestino, denominando a doença pelo órgão que a sitiava. Mais recentemente, descobrimos que existem vários tipos de cada um desses tumores. Até os tumores que se originam de uma mesma célula podem ser diferentes entre si em função da maneira que a neoplasia se formou.

Falamos em câncer, neoplasia, tumor etc. Então, antes de continuarmos, é importante explicar esses termos. "Tumor" ou "tumoração" designa um aumento de volume, sendo o oposto de "ulceração", que é uma perda de tecido (um "buraco"). Qualquer aumento de volume pode ser chamado de tumoração, que pode ser benigna ou maligna. O câncer é um tipo de tumoração maligna, mas nem todo câncer forma um tumor.

Por exemplo, temos as neoplasias do sangue (leucemias), em que as células ficam dispersas, e casos como os tumores do estômago, que podem surgir como uma ulceração.

Vimos que a neoplasia é a proliferação atípica de uma célula que até então era normal. Mas, afinal, o que causa essa transformação?

Não há uma causa para o câncer. Várias coisas precisam acontecer para que uma neoplasia se forme, ou seja, trata-se de uma doença multifatorial. E, como um câncer é diferente do outro, as causas de um tipo de neoplasia de mama podem ser totalmente distintas das causas de outra neoplasia na própria mama, ou de um câncer de pulmão, por exemplo.

Em geral, fatores genéticos diminuem a capacidade do organismo de refrear o surgimento dessas doenças. A eles somam-se mutações espontâneas e a ação de numerosos agentes cancerígenos aos quais nos expomos ao longo da vida. Tais agentes podem ter origem física (como a radiação), química (benzeno, nitrosaminas do tabaco etc.), biológica (Papiloma Vírus Humano – HPV, vírus da hepatite B – HBV etc.), ou desconhecida.

Apesar da controvérsia, ainda não se provou que mecanismos psicológicos provocam carcinogênese. Ou seja, até onde sabemos, não há câncer de origem emocional, mas é evidente que aspectos emocionais, embora não sejam a causa, podem influir no curso de qualquer doença – de um resfriado a um câncer.

Isso não menospreza o aspecto psicológico, mas ainda assim é uma concepção relativa. Certa vez, uma psicóloga afirmou que se adquiria a Síndrome da Imunodeficiência Adquirida do Adulto (Sida – aids, em inglês) por mecanismos psicológicos. A princípio parece ser uma estupidez, pois todos sabem que a doença é causada por uma família de vírus, o HIV. A psicóloga então explicou: por isso mesmo! Todos conhecem a causa da doença e seu meio de transmissão. Então, se você sai com alguém desconhecido, sem proteção alguma, só pode estar aceitando um comportamento de risco, e comportamento é determinado pelo psicológico. O psicológico também pode estar envolvido no fato de fumarmos, de nos expormos ao sol sem proteção e de assumirmos formas não saudáveis de viver.

Mas vamos nos ater a dados mais objetivos. Como as alterações genéticas e os carcinógenos transformam uma célula normal em uma célula cancerosa?

Todos nós fomos formados a partir de uma célula-ovo, junção do óvulo materno com o espermatozoide paterno. Essa célula, absolutamente totipotencial (ou seja, com potencial pleno para gerar qualquer célula do organismo), divide-se para dar origem ao nosso organismo. Mais do que isso, à medida que essas células proliferam, elas se diferenciam umas das outras, gerando a grande diversidade de células que temos no corpo. Nesse processo não há perda de material genético, mas uma modificação profunda na forma como tal material é expresso.

O aspecto global da célula (fenótipo) depende de uma expressão diferenciada do material genético da célula (genótipo ou genoma). Qualquer mudança no genótipo (os genes, no núcleo das células) ou na sua expressão (produção de proteínas ou RNA regulatório) pode gerar um fenótipo (características celulares) alterado.

Aqui há duas teorias, não excludentes, para explicar o surgimento das neoplasias. Provavelmente as duas sejam válidas e cada uma explique melhor um tipo ou outro de neoplasia. A primeira teoria defende que células indiferenciadas permanecem nesse estado e ficam latentes por certo período, quando voltam a proliferar de forma inadequada. Advoga-se a ideia de que os tecidos possam manter células subdiferenciadas (células-tronco), dando essas células origem aos diversos tumores. Ou seja, haveria uma célula-tronco mamária, pulmonar, linfática etc.

De acordo com a segunda teoria, células que já estavam diferenciadas e maduras se desdiferenciam, ou seja, voltam a expressar características que não eram mais adequadas para o tecido maduro, dando origem aos diversos tumores.

Como vimos, há vários agentes cancerígenos e alterações genéticas ligados ao surgimento de uma neoplasia, e é bem provável que essas causas se somem. Por isso, a idade é o principal fator de risco para uma neoplasia. É preciso tempo para que essas causas se manifestem, e elas devem acontecer em uma sequência determinada, gerando processos específicos. É por esse motivo que as neoplasias pertencem ao grupo das doenças crônico-degenerativas.

O DESENVOLVIMENTO DA NEOPLASIA

Vejamos, em linhas gerais e simplistas, que processos levam ao desenvolvimento do câncer.

Em primeiro lugar, é necessário que a célula prolifere, se divida. É isso que caracteriza a doença. Toda a informação está contida no genoma, mas o uso dessa informação é regulado pela comunicação entre as diversas células. Então, para proliferar, uma célula precisa receber estímulos (anormais) nesse sentido ou reagir de forma anormal a eles. Pode, ainda, ficar independente desses estímulos. Qualquer uma dessas três situações leva a um aumento da proliferação.

Mas o organismo é mantido sob regulação constante. Tudo funciona num equilíbrio no qual forças em um sentido são reguladas por forças em sentido oposto – esse é o princípio da natureza. Assim, ao começar a proliferar de forma irregular, a célula recebe sinais antiproliferativos. Para continuar a dividir-se, a célula precisa ficar "insensível" a esses sinais.

A divisão celular também é regulada em número. Temos uma capacidade limitada de repor nossas células, por isso envelhecemos. O número de divisões que determinada célula sofre é definido por uma parte do cromossomo chamada de telômero. As células tumorais desenvolvem mecanismos para adulterar esse contador de divisões celulares.

Além do encurtamento do telômero, alterações genéticas grosseiras podem desencadear mecanismos que fazem que a célula se autodestrua. Trata-se da apoptose (ou morte celular programada), que é diferente da necrose (morte por falta de oxigênio ou de nutrientes). É como se fosse uma implosão celular (de dentro para fora). Com alterações genéticas grosseiras as neoplasias também precisam desenvolver meios para inibir a apoptose.

Desbloqueando os estímulos proliferativos e inibindo os efeitos antiproliferativos, a ação do telômero e a apoptose, as células se dividem. A divisão celular deve ser seguida de crescimento das células, o que causa um aumento de volume, necessitando de espaço. Para obter esse espaço as células tumorais precisam liquefazer (digerir) a matriz de colágeno que existe entre as células (matriz extracelular), e para tanto têm de produzir e secretar enzimas proteolíticas.

A destruição da matriz extracelular e a proliferação celular inadequada são percebidas pelo sistema imunológico. A destruição da matriz libera substâncias que estavam nela armazenadas e atraem células do sistema imunológico. As neoplasias precisam então desenvolver mecanismos para fugir desse ataque imunológico celular – mecanismos esses ainda pouco conhecidos.

A divisão celular progressiva gera uma massa tumoral que cresce. Até cerca de 2 mm de diâmetro essas células podem nutrir-se por embebição, mas ao ultrapassar esse limite a massa tumoral passa a sofrer de falta de oxigênio (hipóxia). A hipóxia tumoral e o processo inflamatório decorrente da destruição da matriz fazem que sejam liberadas substâncias que levam ao desenvolvimento de vasos sanguíneos (angiogênese). Essa vascularização neoformada serve tanto para nutrir o tumor como para permitir que células tumorais entrem nesses vasos e atinjam a circulação sanguínea e linfática, espalhando-se para outros órgãos do organismo. São as metástases – tumores malignos desenvolvidos a distância do sítio de origem.

Nem todas as células que caem na corrente sanguínea desenvolvem novos tumores. É preciso que a célula tumoral sobreviva ao ambiente hostil do sistema circulatório e identifique o tecido de destino onde ela encontrará os fatores de crescimento necessários para sua proliferação. Ela precisa então aderir à parede do vaso sanguíneo do tecido de destino, ultrapassá-la e começar um novo processo proliferativo nesse local.

Porém, não é o fato de as células se dividirem, formando um tumor maligno, e se disseminarem, dando origem a metástases, que provoca a morte. Em senso estrito, ninguém morre do câncer, mas sim em virtude das alterações que ele causa no metabolismo do organismo ou da disfunção de órgãos vitais provocada pela destruição estrutural desses órgãos em função da massa tumoral primária ou das metástases. As pessoas portadoras de neoplasia morrem por edema cerebral decorrente do desenvolvimento de tumores primários ou metastáticos para esse órgão, da mesma forma que podem morrer por insuficiência respiratória, hepática, renal etc.

Todo esse desenvolvimento leva tempo, que pode ser mais breve em doenças rapidamente disseminadas ou mais longo em moléstias de proliferação mais lenta.

Isso nos permite atribuir duas características às neoplasias: a velocidade de crescimento e a estadiação.

A velocidade de crescimento é medida pela agressividade ou "malignidade". Tumores que crescem mais rapidamente são "mais malignos". Isso é determinado pelo chamado "grau histológico" da neoplasia, ou seja, pelas características observadas em amostras das neoplasias. O número de mitoses (divisão celular), o caráter infiltrativo, a distorção da forma das células e dos núcleos celulares e a presença ou não de necrose tecidual fazem que os patologistas infiram seu grau de malignidade e classifiquem as neoplasias em "bem diferenciadas", "moderadamente diferenciadas", "pouco diferenciadas" ou "indiferenciadas".

Além de conhecer o potencial de malignidade da neoplasia, é preciso saber quanto ela já cresceu ou quanto já se espalhou pelo corpo, ou seja, seu estadiamento. O sistema mais comum de estadiamento é chamado de "TNM". Nele se dá uma "nota" ao tumor (T), aos linfonodos (N) e à presença ou não de metástases (M). A medição é diferente para cada órgão de origem.

Assim, pode haver neoplasias de grau alto (indiferenciadas), mas de estadiamento precoce (inicial), bem como neoplasias de grau baixo (bem diferenciadas), mas já muito espalhadas pelo corpo.

O prognóstico do câncer depende do grau histológico e do estadiamento, mas não só desses traços. Determinados tumores podem ter outros fatores prognósticos já conhecidos. No caso dos tumores de mama, são fatores de mal prognóstico, por exemplo, a ausência de expressão de receptores hormonais, a sobre-expressão do HER2, a presença de invasão angiolinfática etc. Nos tumores de cólon (intestino grosso), a mutação do gene BRAF estabelece um prognóstico pior, e assim por diante.

Além das características da neoplasia, o prognóstico também é determinado pelo estado geral da pessoa que porta a doença. Assim, pessoas mais hígidas costumam ter prognóstico melhor do que aquelas debilitadas – seja pela própria neoplasia, seja por outras doenças (diabetes, hipertensão arterial, insuficiência coronariana, cirrose etc.) que possam comprometer seu estado geral.

Em resumo, câncer é a denominação genérica de um grupo muito heterogêneo de doenças que se formam pela interação de diversos fatores carcinogênicos, sejam eles herdados ou fruto de exposição ambiental. O processo de formação de uma neoplasia é bastante complexo, tornando impossível estabelecer uma causa para ela. O comportamento das neoplasias varia muito, até nas que têm origem num mesmo órgão, sendo o prognóstico composto por características da neoplasia, pelo grau de comprometimento causado ao organismo e por comorbidades (doenças coincidentes que acometem a pessoa).

REFERÊNCIAS BIBLIOGRÁFICAS

ABELOFF, M. D. *et al.* (orgs.). *Abeloff's clinical oncology*. 4. ed. Filadélfia: Churchill Livingstone/Elsevier, 2008.

DEVITA JR., V. *et al.* (orgs.). *DeVita, Hellman, and Rosenberg's cancer: principles and practice of oncology*. 9 ed. Filadélfia: Wolters Kluwer Health/Lippincott Williams & Wilkins, 2011.

SITE

American Cancer Society – www.cancer.org.

2
Diagnóstico, causas conhecidas, fatores de risco e evolução do câncer

ELZA MARIA DE OLIVEIRA DERTONIO DONATO

Todo procedimento médico passa, obrigatoriamente, por um diagnóstico. É preciso compreender o processo que atinge a pessoa, de forma presente ou potencial. Para isso, a medicina lança mão de diversos métodos, que serão abordados de maneira breve neste capítulo.

Existem determinadas manifestações clínicas que podem indicar a presença de um câncer. Nenhuma delas é, por si só, suficiente para estabelecer o diagnóstico, mas são fenômenos que devem sempre levar à investigação de uma possível neoplasia subjacente.

Em medicina, chamamos de "sinais" as manifestações visíveis, quer pelo paciente, quer por um observador. E denominamos "sintomas" as sensações que o paciente sente e não podem ser diretamente observadas por outras pessoas. Por exemplo, a febre é um sinal. Pode ser avaliada e medida por qualquer pessoa. Já a dor é um sintoma. Podemos observar comportamentos que indicam que o paciente está com dor, mas não podemos "vê-la" ou medi-la de forma objetiva.

Os oito sinais que mais frequentemente levam à suspeita da existência de uma neoplasia são:

1. Presença de massas tumorais ou nódulos.
2. Dificuldade ou dor para engolir.
3. Rouquidão persistente.
4. Aftas na boca que não cicatrizam em uma semana.
5. Alterações do hábito intestinal (ritmo de funcionamento do intestino).
6. Sangramentos anormais.
7. Manchas na pele.
8. Perda de peso não justificada.

Analisemos com mais detalhe cada uma dessas alterações.

Como vimos no capítulo anterior, o câncer é uma proliferação anormal de células que forma uma tumoração que cresce de maneira progressiva. Para que a neoplasia cresça, é necessário o desenvolvimento de vasos sanguíneos, mas não o de nervos. Por isso, em geral, os tumores não apresentam dor como sintoma inicial. Assim, qualquer tumoração (aumento de volume) persistente e indolor pode ser neoplasia.

Os tumores de mama podem apresentar-se como nódulos (tumores), visíveis ou palpáveis, geralmente indolores. Há pacientes com nódulos de 5 cm a 7 cm que não sentem nenhuma dor local. Por isso, não espere por ela. Qualquer aumento de volume do nódulo na mama é suspeito.

Também podem apresentar-se assim os linfomas (tumores com origem em linfonodos, ou gânglios linfáticos, como linfoma de células B, linfoma de Hodgkin etc.), os tumores da tireoide, os sarcomas (que se originam nos tecidos de sustentação, como lipossarcoma, osteossarcoma, confrossarcoma etc.), os tumores de testículo etc.

Como dissemos, só isso não é sinônimo de câncer. Muitos tumores benignos são identificados da mesma forma, principalmente neuromas – tumores benignos com origem em nervos – e lipomas – tumores benignos do tecido adiposo (gordura).

A dificuldade ou dor para engolir aparecem nos tumores do trato digestivo alto e, mais raramente, em algumas doenças do mediastino (região do tórax entre os pulmões, onde ficam localizados o coração, o timo, os vasos sanguíneos e brônquios principais e a traqueia). A dor ao engolir (odinofagia) e a dificuldade de engolir (disfagia) são sintomas comuns nos tumores da cavidade oral, da faringe, do esôfago e da transição do esôfago para o estômago.

Rouquidão persistente surge como sinal de tumores na corda vocal ou próximos dela. Os tumores do esôfago e do mediastino também podem comprometer a inervação da corda vocal, causando paralisia desta e rouquidão persistente.

As aftas comuns cicatrizam em poucos dias. Manchas brancas na mucosa oral (leucoplaquia) ou aftas persistentes podem ser o primeiro sinal de neoplasias dessa região. Claro que há outras doenças que também podem causar aftose, portanto o diagnóstico diferencial é obrigatório.

Quando mantemos bons hábitos alimentares, nosso trato digestivo tende a funcionar de modo bastante regular. Alguns dizem até que seu intestino funciona "como um relógio". Quando mudamos o horário das refeições ou ingerimos alimentos que fogem ao nosso padrão, podemos ter variações explicáveis no funcionamento intestinal. No entanto, quando o intestino começa a funcionar mais vezes que o normal ou quando há mudança no formato das fezes (elas se tornam afiladas, em forma de fita), isso pode significar a presença de um tumor no trato intestinal.

O único sangramento normal é a menstruação – quando, claro, acontece na faixa etária adequada e da forma habitual. Qualquer outro sangramento é sempre suspeito. Vômitos com sangue podem ser sinal de tumores da cavidade oral, faringe, esôfago ou estômago. Catarro com sangue ou tosse com sangue, mesmo sem catarro, podem sugerir neoplasias da laringe, dos brônquios ou dos pulmões. Sangramentos vaginais anormais costumam indicar tumores do trato ginecológico. Ejaculação com sangue pode ser sinal de tumores da vesícula seminal ou da próstata. Sangramento urinário pode indicar tumores renais ou de qualquer porção do sistema urinário. Sangramentos intestinais denotam, com muita frequência, hemorroidas, mas é imprescindível descartar a presença de neoplasias do cólon (ainda que haja hemorroidas). Por fim, qualquer sangramento também pode ser causado por alterações na coagulação do sangue, secundárias à presença de leucemias ou doenças que acometam a medula óssea. Nesse caso pode haver a formação de manchas roxas na pele, sem sangramentos externos.

Quanto às manchas na pele, em geral usamos os critérios "ABCD" para avaliar a suspeita de melanomas. "A" para assimetria das manchas (diferente das manchas circulares ou ovaladas regulares); "B" para a presença de bordas irregulares ou não nítidas (em oposição às bordas bem definidas e regulares); "C" para cor, seja pela presença de múltiplas cores na mesma lesão, seja pela mudança na coloração das pintas (em oposição a pintas de coloração homogênea e estável); e finalmente "D" para diâmetro, principalmente para as pintas que crescem e atingem mais de 5 mm.

Além do melanoma há linfomas que podem comprometer a pele, com surgimento de manchas vermelhas, irregulares e amplas, que causam ou não coceira. Também há lesões arroxeadas e bem delimitadas, típicas do sarcoma de Kaposi. O mais comum – em especial em pessoas idosas, de pele clara e em regiões do corpo que ficam muito expostas ao sol, principalmente a face – é o surgimento de pequenas lesões claras, com crosta clara e persistentes. Elas caracterizam a neoplasia basocelular da pele, um câncer que, embora muito frequente e quase sempre benigno, demanda avaliação médica adequada.

Também é importante ressaltar que a pele pode ser sítio de manifestações relacionadas de forma indireta à presença de uma neoplasia, no que chamamos de síndromes paraneoplásicas. Assim, qualquer alteração dermatológica persistente deve ser investigada por profissional qualificado.

A perda de peso é o sintoma mais vago. Nas neoplasias, ela surge como sintoma precoce nos adenocarcinomas (tumores malignos com origem em tecidos glandulares) de pâncreas, pulmão e do trato digestivo alto. Em geral é um sintoma tardio das neoplasias, mas pode ser identificado mais cedo se, em vez de atentarmos para a perda da massa corpórea, olharmos para a redução significativa e inexplicada na ingestão de alimentos. Uma ampla gama de doenças, do diabetes à depressão, pode provocar perda do apetite, mas o diagnóstico diferencial com a presença de uma neoplasia deve estar sempre presente.

Prestar atenção a sinais e sintomas é apenas uma parte do processo. Nessas circunstâncias, realizamos exames complementares para verificar a presença de uma neoplasia. No entanto, para que surjam os sintomas as neoplasias já devem ter evoluído por certo tempo, situação que pode comprometer as chances de cura. Em função disso, como será discutido em capítulos posteriores, é importante "rastrear" a população assintomática para a presença de algumas neoplasias mais comuns. O diagnóstico precoce aumenta as chances de cura.

Uma vez detectada a suspeita de neoplasia, quer pelos sintomas discutidos, quer pelo achado anormal nos exames de rastreamento, o diagnóstico de certeza é fundamental.

CONFIRMAÇÃO DO DIAGNÓSTICO

Por mais que uma lesão apresente aspecto neoplásico, a confirmação do diagnóstico ocorre sempre pela caracterização do processo neoplásico em um exame citológico ou histopatológico. Citopatológico quando encontramos, em geral por meio de uma punção, células neoplásicas malignas. Histopatológico quando nos é permitido obter maior quantidade de material e podemos caracterizar melhor o tecido tumoral.

O exame anatomopatológico (análise do material por um patologista) pode ser feito em material de punção (coleta por agulha), de biópsia (em quantidade um pouco maior, obtida por uma agulha mais grossa ou por uma pequena cirurgia), ou de peças cirúrgicas (obtidas nas cirurgias em geral). Ele permite o diagnóstico de certeza da presença de uma neoplasia maligna e sua caracterização no que se refere a origem, malignidade e, por vezes, estadiamento.

Na presença de sinais e sintomas, para determinar a localização das eventuais lesões passíveis de biópsia, pode ser necessária a realização de exames de imagem. Um paciente que apresente vômitos com sangue pode precisar de uma endoscopia digestiva alta, por meio da qual identificaremos a lesão e procederemos à biópsia. Num paciente com escarro sanguinolento, talvez se façam necessárias uma tomografia computadorizada de tórax e uma broncoscopia. Esses exames permitirão localizar a lesão e definir a melhor forma de obter a biópsia (pela broncoscopia, em lesões centrais; pela punção transtorácica guiada por tomografia, nas lesões centrais).

Assim, todo e qualquer recurso disponível pode ser utilizado para identificar o tamanho e a posição da lesão principal, permitindo o planejamento da melhor forma de obter material para o exame anatomopatológico.

É sempre recomendável fazer o diagnóstico anatomopatológico antes de qualquer tratamento – mesmo em lesões que obrigatoriamente serão tratadas com cirurgia, pois isso pode determinar a "radicalidade" e a extensão da intervenção cirúrgica.

Feito o diagnóstico anatomopatológico de uma neoplasia, novos exames serão realizados a fim de avaliar o estadiamento da lesão e as condições gerais do paciente. Essa avaliação complementar permitirá definir o prognóstico e as principais opções terapêuticas para cada caso.

HERANÇA GENÉTICA: MITO OU VERDADE?

O câncer é uma doença multifatorial na qual diversos fatores confluem ao longo do tempo mudando o fenótipo de células normais para células transformadas, de potencial maligno. No entanto, alguns fatores de risco são bem conhecidos.

Todo câncer, em sentido amplo, é resultado de uma alteração do funcionamento gênico, mas nem todas essas alterações são causadas por mutações ou herdadas. Ou seja, embora a neoplasia possa ser caracterizada como uma doença genética, ela não é obrigatoriamente familiar nem obrigatoriamente hereditária.

Algumas síndromes hereditárias, no entanto, são bem conhecidas e podem ser identificadas na avaliação do heredograma (representação gráfica da historia familiar de um indivíduo) e na pesquisa de mutações genéticas. As mais comuns são a síndrome do câncer hereditário de mama e de ovário (associadas aos genes BRCA1 e BRCA2); a síndrome de Li-Fraumeni (associada ao gene p53); a polipose familiar do cólon (FAP) e a síndrome do carcinoma não polipoide do cólon (HNPCC); as neoplasias endócrinas múltiplas (MEN1 e MEN2) etc. São bem descritas síndromes hereditárias para o retinoblastoma, algumas leucemias, neoplasias de tireoide, melanoma etc.

É fundamental salientar que nem sempre o câncer se desenvolve em pacientes portadores dessas alterações genéticas, ou seja, a presença delas significa apenas um agravo ao risco de desenvolver uma neoplasia. Dependendo da dimensão desse agravo é que medidas preventivas ou um acompanhamento mais frequente são recomendados.

Os carcinógenos químicos são os mais amplamente caracterizados. É bem determinado o poder carcinogênico do benzeno, das nitrosaminas do tabaco, do ácido vinil clorídrico, do amianto e de quase uma centena de substâncias químicas bastante conhecidas.

No entanto, segundo a Organização Mundial da Saúde, ainda há cerca de 25 mil substâncias utilizadas em nosso cotidiano para as quais o potencial carcinogênico nunca foi bem estabelecido.

O amianto está relacionado ao surgimento de uma neoplasia denominada mesotelioma pleural (tumor maligno com origem no tecido conjuntivo da pleura, membrana que recobre os pulmões). O tabaco está diretamente relacionado ao câncer de pulmão, orofaringe, bexiga, mama e outras neoplasias. A abolição dessas substâncias do nosso cotidiano poderia reduzir de forma significativa a incidência de algumas neoplasias, como demonstram os esforços bem-sucedidos para a redução do tabagismo.

Agentes físicos também podem ser carcinogênicos, principalmente as radiações ionizantes. O exemplo mais claro disso parece, paradoxalmente, ser demonstrado pela maior incidência de neoplasia de mama em meninas submetidas à radioterapia para linfoma de Hodgkin. A exposição ocupacional, ambiental e a procedimentos diagnósticos em excesso pode contribuir para a maior incidência de diversas neoplasias.

Maior discussão se dá em relação ao ultravioleta B, que está ligado ao maior desenvolvimento do carcinoma da pele (basocelular) e ao melanoma. Tem-se debatido amplamente o uso do ultravioleta A para bronzeamento artificial. Questionam-se a "pureza" do ultravioleta (poderia conter também o UVB) e a segurança do UVA.

Não há motivos claros para acreditar que as micro-ondas possam ser cancerígenas. Sua faixa de energia é suficiente para causar queimaduras, mas não para provocar mutações genéticas. O mesmo parece não se aplicar às ondas eletromagnéticas dos telefones celulares, mas as provas existentes ainda são consideradas escassas para justificar a proibição de seu uso.

Outro campo bem conhecido é a carcinogênese secundária a agentes biológicos. Bactérias como alguns subtipos do

Helicobacter pilori estão relacionadas aos linfomas associados à mucosa (linfomas Malt) e ao adenocarcinoma gástrico.

Para muitos desses agentes, restrições ao contato ou vacinação podem ser suficientes para afastar a causa, o que leva a Organização Mundial da Saúde a afirmar que um terço das atuais neoplasias poderia ser evitado com medidas preventivas.

Assim, o fator de risco – além da potencial hereditariedade – é a exposição a fatores carcinógenos bem determinados. Além desses, como na neoplasia de mama, sabemos que fatores que se relacionam com maior exposição ao estrógeno estão associados a maior risco de neoplasia, de forma que a menarca (primeira menstruação) precoce, a menopausa tardia, a primeira gestação completa em idade mais avançada, a ausência de gestação, a não amamentação e o uso de suplementos estrogênicos exógenos estão associados a maior risco de desenvolvimento de neoplasia de mama, assim como a obesidade (que cria um ambiente pró-inflamatório e com mais estrogênio biodisponível).

É óbvio que não podemos recomendar às mulheres que tenham muitos filhos no auge da juventude e amamentem todos eles – essa é uma questão social e uma decisão individual. Interferir retardando a menstruação ou antecipando a menopausa é possível, mas ocasiona outros problemas. No entanto, a manutenção de uma massa corpórea ideal e o uso racional da reposição hormonal são medidas bastante razoáveis e eficazes.

Se não forem evitadas (prevenção primária) nem diagnosticadas precocemente (prevenção secundária), as neoplasias se desenvolverão e precisarão de tratamentos tão mais complexos quanto mais avançadas estiverem no organismo.

O diagnóstico precoce é fundamental para a cura da maioria das neoplasias. Perdida essa oportunidade, o tratamento, em geral, garante um período maior sem a doença, maior sobrevida e vários outros desfechos favoráveis, mas raramente pode ser considerado curativo.

Um grande número das doenças neoplásicas (exceto as hematológicas) ainda depende da cirurgia, que deve ser executada no estágio inicial da doença para que se obtenham as melhores chances de cura. O tratamento complementar, neoadjuvante ou adjuvante, como será detalhado neste livro, pode elevar essas chances. Porém, infelizmente, em cerca de metade dos pacientes a doença é diagnosticada em fases em que o tratamento já não é curativo.

Uma vez perdida a chance de cura, é inexorável a evolução natural da doença: formação de metástases, comprometimento da função de órgãos e sistemas e alterações orgânicas que levam à morte. Nessa situação, o tratamento retarda, na medida do possível e em maior ou menor grau, a evolução da enfermidade.

Um paciente com doença avançada pode não reagir a nenhum dos tratamentos disponíveis e falecer rapidamente.

Quando a doença não chega a desaparecer, mas diminui de tamanho e responde por certo tempo ao tratamento, dizemos que houve recrudescência das lesões ou uma progressão com surgimento de metástases a distância.

Grande parte dos pacientes que passam por cirurgia, associada ou não a outros tratamentos, fica um período sem evidências de doença. A cura existe e é possível nos pacientes em que o risco de recidiva da doença passa a ser igual ao de uma pessoa da população em geral, do mesmo sexo e idade, que não apresentou a neoplasia. Para os pacientes em que a cura não ocorre, a doença retornará, no local inicial ou próxima dele (recidiva locorregional) ou a distância do sítio original (recidiva/metástase a distância).

Não é incomum que pacientes tratados fiquem sem evidências da doença e, ao longo do acompanhamento, apresentem uma segunda neoplasia não relacionada com a primeira. Nesse caso o diagnóstico e o prognóstico são novamente estabelecidos para essa nova lesão primária.

Às vezes pode ser muito difícil distinguir uma segunda neoplasia primária (principalmente quando no mesmo órgão) de uma recidiva da doença. Isso é de particular importância em pacientes que são tratadas com cirurgia conservadora de mama e voltam a apresentar a doença na mesma mama.

Pacientes com recidiva são submetidos a uma nova reavaliação da doença, mas não se deve chamar esse processo de reestadiamento. O estágio (ou estádio) de uma doença é estabelecido uma única vez, quando se faz o diagnóstico. Assim, uma paciente que apresentava estádio II e teve recidiva da doença será denominada estádio II recidivado (local ou sistemicamente). Se ela tiver uma recidiva a distância e a reestadiarmos como estádio IV (metástases a distância), podemos chegar à falsa conclusão de que pacientes de estádio II não tem nenhuma chance de morrer, já que só morrem (pela doença) se se tornarem estádio IV.

Diagnosticada a recidiva, a cura ainda é possível em certo número de casos. Determinar quais são esses casos é fundamental para não oferecer perspectivas irrealistas de cura e submeter alguns pacientes a procedimentos agressivos e desnecessários, bem como para não deixar de oferecer perspectivas quando tais procedimentos, mesmo que agressivos, ampliem a chance de cura.

Nessa fase da doença, a combinação de diversas modalidades terapêuticas poderá ser necessária. A denominação de tratamentos de "primeira", "segunda" ou "terceira" linha deve-se exclusivamente à sequência em que eles são realizados.

Em situações em que a doença encontra-se muito avançada ou o paciente está bastante debilitado pode ser mais adequado abdicar de tratamentos antineoplásicos, potencialmente prejudiciais, e restringir-se ao controle de sintomas.

Ao tratamento que objetiva a cura, denominamos de "intenção curativa", aos demais, a intenção é "paliativa". O tratamento paliativo engloba muito mais que o controle de sintomas. Ele implica a avaliação da dinâmica familiar, a assistência psicossocial aos pacientes e seus familiares e a contextualização da vida com a assistência espiritual. Dessa forma, o tratamento paliativo não pode ser restrito à última fase da evolução da doença.

Mesmo em pacientes com doenças iniciais e potencialmente curáveis as chances nunca são de 100%. Não existem certezas absolutas na medicina. Portanto, o tratamento paliativo, cuja eficácia está diretamente relacionada ao momento em que ele é instituído, deve ser iniciado o mais cedo possível.

Numa visão idealista, o tratamento "paliativo" deve começar muito antes da doença, quando educamos as pessoas para a morte, para que admitam a finitude da vida e compreendam que, em situações nas quais o uso desmedido de recursos terapêuticos só pode oferecer uma qualidade limitada, é lícito abrir mão dessas possibilidades terapêuticas em prol de uma vida mais adequada e da aceitação de que a morte é a única certeza inevitável para todo ser humano.

REFERÊNCIAS BIBLIOGRÁFICAS

ABELOFF, M. D. *et al.* (orgs.). *Abeloff's clinical oncology*. 4. ed. Filadélfia: Churchill Livingstone/Elsevier, 2008.

DEVITA JR., V. *et al.* (orgs.). *DeVita, Hellman, and Rosenberg's cancer: principles and practice of oncology*. 9 ed. Filadélfia: Wolters Kluwer Health/Lippincott Williams & Wilkins, 2011.

SITE

American Cancer Society – www.cancer.org.

PARTE II

PREVENÇÃO PRIMÁRIA: É POSSÍVEL EVITAR A OCORRÊNCIA DO CÂNCER?

3
Quimioprevenção em oncologia: onde estamos?

ELGE WERNECK ARAÚJO JÚNIOR

A incidência do câncer, de modo geral e não nos restringindo a determinada neoplasia, vem crescendo de forma progressiva. Nos últimos anos, a doença se tornou a segunda causa de morte no mundo, ficando atrás apenas dos problemas cardiovasculares.

Precisar o motivo desse crescimento é bastante difícil e demanda a análise de várias causas, não sendo possível atribuir a cada uma delas o peso nesse processo. Inicialmente, é clara a importância do maior acesso aos meios diagnósticos, sejam eles o acompanhamento médico regular ou a realização de exames laboratoriais. Há poucas décadas, a visita a um médico para o simples rastreio de determinada doença era bastante complicada, o que não é mais realidade nos dias atuais.

A implementação, no Brasil, dos Programas de Saúde da Família e a criação de postos médico-hospitalares, com aumento da oferta médica, possibilitaram que neoplasias fossem detectadas precocemente. Além disso, a universalização de vários exames, sejam eles séricos (obtidos por meio de uma amostra de sangue), de imagem (radiografia, mamografia, tomografia, ultrassonografia), etc. mudou o curso dessas doenças, que até então só eram investigadas e diagnosticadas na presença de sintomas a ser esclarecidos e agora, quase sempre, aparecem em exames de rotina ou triagem.

Um exemplo bastante claro dessa realidade é a realização orientada do exame oncocitológico preventivo (conhecido popularmente como Papanicolau) e da mamografia. Dados comparativos em grandes estudos mostram que a detecção dessas doenças mudou consideravelmente. Hoje é possível ter diagnósticos mais precoces, o que costuma aumentar a chance de cura.

Outras causas tão importantes quanto o acesso aos recursos diagnósticos são a influência dos meios externos e os danos causados ao ser humano. Esses fatores são vários, porém tentaremos enumerar alguns deles.

1. Fatores químicos: estão relacionados à alimentação e aos hábitos sociais, principalmente o tabagismo. Não é difícil perceber que o consumo de embutidos, enlatados, alimentos preparados e conservados, todos ricos em aditivos (sabidamente danosos ao corpo humano), é bem maior hoje que décadas atrás.
2. Fatores físicos: a radiação ultravioleta (UV) é um grande risco. O crescimento do buraco na camada de ozônio traz consigo o aumento dessa exposição e pode prejudicar o DNA celular.
3. Fatores biológicos: fazem referência às infecções oportunistas relacionadas ao desenvolvimento do câncer. A infecção pelo vírus B e pelo vírus C aumenta a incidência do câncer de fígado (hepatocarcinoma), assim como o vírus da herpes simples (HPV) em câncer de colo uterino, cabeça e pescoço, o vírus HTLV em leucemias etc.

Nota-se assim que, à medida que os fatores de risco são mais abundantes e a possibilidade diagnóstica aumenta, a incidência do câncer cresce. A consequência dessa ascensão de incidência de neoplasias malignas é o rápido desenvolvimento de novas modalidades terapêuticas, principalmente à custa de drogas quimioterápicas e imunomoduladoras. As drogas direcionadas a um alvo específico encontrado em determinada célula doente (terapia-alvo) surgiram há menos de duas décadas e hoje norteiam as grandes pesquisas, dada sua maior eficácia e menor toxicidade. Esse arsenal terapêutico torna-se mais vasto a cada dia, porém a mortalidade dessas doenças ainda é um enorme problema socioeconômico mundial.

IMPORTÂNCIA DA PREVENÇÃO

Não é necessário reafirmar quão fundamental é a prevenção. Além de o câncer manter-se como uma das principais causas de morte no mundo, os tratamentos oncológicos são, em sua grande maioria, bastante tóxicos, gerando muita morbidade aos pacientes. Isso se reflete na queda da qualidade de vida e na perda de funcionalidade e influência nas relações interpessoais. Falaremos um pouco sobre mecanismos dessa prevenção (sem citar fatores alimentares que podem estar relacionados à redução de incidência do câncer).

A primeira quimioprevenção bem estabelecida data do início da década de 1980. Precisamente em 1981 foi descoberta a vacina contra o vírus B, responsável pela hepatite B, doença de caráter crônico que se instala no paciente e pode permanecer em seu organismo por vários anos sem apresentar sintomas. Uma das principais complicações é o desenvolvimento do câncer de fígado, que é bastante letal. A padronização mundial dessa vacinação nos primeiros dias de vida reduziu drasticamente o câncer de fígado relacionado ao vírus B, representando assim um grande passo na prevenção de neoplasias.

Os mesmos passos devem ser seguidos pela recém-descoberta vacina contra o vírus C, causa da hepatite C. Esta, assim como a hepatite B, pode tornar-se crônica, culminando com o desenvolvimento de hepatocarcinoma em aproximadamente metade dos pacientes. Também bem definida como um marco de quimioprevenção, a implantação da vacinação contra o vírus da herpes (HPV) deve mudar a incidência do câncer de colo uterino. Tal infecção é responsável por mais de 90% desse câncer e também importante no mecanismo oncogenético das neoplasias malignas de cabeça e pescoço, estando a vacinação atualmente indicada em pacientes do sexo feminino entre 11 e 25 anos. Pacientes acima dessa idade que ainda não tenham tido atividade sexual podem receber a vacina. Um detalhe essencial é que, embora não haja riscos ou complicações, a eficácia dessa conduta parece não confirmar-se em pacientes previamente infectadas pelo HPV. É importante receber as três doses programadas, visto que na primeira vacinação apenas 60% dos pacientes adquirem a imunidade contra o vírus da herpes.

Outro cenário também de destaque foi a confirmação de drogas anti-hormonais na prevenção do câncer de mama. De início mostrada com o uso do citrato de tamoxifeno e mais recentemente confirmada com a administração de examestano, a incidência da neoplasia maligna de mama foi reduzida naquelas pacientes de alto risco submetidas à quimioprofilaxia (com uma dessas duas drogas). Mulheres com risco aumentado de desenvolver a doença (neoplasias *in situ*, isto é, "iniciais"; lesões pré-malignas, entre outras) foram protegidas pelo uso de tamoxifeno ou examestano, o que tornou essa conduta uma orientação entre os especialistas.

Dúvidas permanecem sobre possível prevenção do câncer de próstata naqueles pacientes em uso de finasterida (que inibe a produção do metabólito ativo da testosterona). Embora alguns estudos sugiram essa proteção, tal conduta não é extensamente indicada, tendo em vista críticas aos estudos e possível relação benefício *versus* toxicidade.

HÁ PAPEL PARA A CIRURGIA PREVENTIVA?

Como vimos, algumas condutas clínicas já estão bem determinadas na prevenção do câncer. E para os procedimentos cirúrgicos, há espaço? Eles são capazes de alterar a incidência de neoplasias malignas?

Certos estudos sugerem essa abordagem em três patologias. A primeira delas é o câncer de intestino. Aqueles pacientes de elevado risco podem, hoje, ser submetidos a cirurgias profiláticas, reduzindo-se de forma significativa o desenvolvimento do câncer colorretal. Porém, essa indicação é bastante restrita aos portadores de síndromes familiares hereditárias, sejam aquelas que apresentam pólipos intestinais (síndrome de Peutz-Jeghers) ou não (síndrome de Lynch).

As outras duas patologias neoplásicas passíveis de prevenção cirúrgica são o câncer de mama e o de ovário, quase sempre relacionados à mutação de dois genes – BRCA1 e BRCA2. Assim, oferecer essa conduta como medida preventiva parece razoável por dois motivos principais: primeiro, pelo potencial letal de ambas as doenças, visto que essa relação parece oferecer características tumorais mais agressivas. Segundo, pela alta penetração desses genes: uma paciente com mutação de BRCA1 tem até 80% de risco de desenvolver câncer de mama durante a vida.

Dessa forma, abre-se o cenário para a cirurgia preventiva. Porém, isso não se restringe à técnica: a decisão deve levar em conta que uma ooforectomia (retirada dos ovários) realizada aos 12 anos de idade, conforme sugerem os estudos, deixará a paciente infértil, e que retirar os seios da mesma paciente provavelmente trará, no mínimo, desconforto a alguém tão jovem. Vale a pena pagar esse preço ou é melhor realizar um controle rigoroso?

O mesmo vale para a colectomia (retirada de parte do intestino). Até que ponto causar uma má absorção de nutrientes em um paciente hígido é sensato?

Enfim, a medicina disponibiliza métodos preventivos clínicos e cirúrgicos, mas cabe aos profissionais de saúde saber quando, como e a quem indicá-los. Não há espaço para padronização em situações tão delicadas assim.

REFERÊNCIAS BIBLIOGRÁFICAS

Borràs, J. M.; Espinàs, J. A.; Castells, X. "The evidence on breast cancer screening: the story continues". *Gaceta Sanitária*, v. 17, n. 3, maio-jun. 2003, p. 249-55.

Goss, P. E. "Exemestane for breast-cancer prevention in postmenopausal women". *New England Journal of Medicine*, v. 364, n. 25, jun. 2011, p. 2381-91.

Holcomb, K.; Runowicz, C. D. "Cervical cancer screening". *Surgical Oncology Clinics of North America*, v. 14, n. 4, out. 2005, p. 777-97.

Rotmensch, J. "Controversies associated with cervical cytological screening: a physician's view". *American Journal of Clinical Pathology*, 114, nov. 2000, suppl: S44-7.

Sestak I.; Cuzick J. "Preventive therapy for breast cancer". *Current Oncology Reports*, v. 14, n. 6, dez. 2012, p. 568-73.

Wheeler, C. M. "Advances in primary and secondary interventions for cervical cancer: human papillomavirus prophylactic vaccines and testing". *Natural Clinical Practice. Oncology*, v. 4, n. 4, abr. 2007, p. 224-35.

SITE

Instituto Nacional de Câncer – www.inca.gov.br.

4
Cirurgia (profilática) preventiva

MAURÍCIO ANTRANIG NICOLIAN MURADIAN

EMERSON NEVES DOS SANTOS

O tratamento antineoplásico é, de acordo com a American Cancer Society (ACS), a forma mais antiga de tratar o câncer. Bastante eficaz em interromper a progressão de alguns tipos de tumor, ele desempenha importante papel no diagnóstico, estadiamento e tratamento da doença.

A cirurgia preventiva é feita com o intuito de remover do corpo tecido suscetível de se tornar câncer, mesmo que não existam sinais da doença. Às vezes, ela é usada para remover um órgão inteiro, como no caso de doenças hereditárias que podem se tornar câncer no futuro.

Embora se reconheçam os fatores de risco hereditários, a maioria dos casos de câncer de mama é diagnosticada em mulheres sem fatores conhecidos de predisposição.

Um bom exemplo é o de mulheres com histórico familiar de câncer de mama diagnosticadas como portadoras de mutações genéticas (no gene BRCA1 ou BRCA2). Uma vez que o risco de desenvolver esse câncer é alto, essas mulheres podem decidir submeter-se à retirada das mamas profilaticamente, evitando o risco de câncer.

Atualmente, estima-se que apenas 5% de todos os tumores de mama possam ser atribuídos a um defeito genético conhecido. No entanto, em grupos selecionados, essas mutações podem atingir até 25% das mulheres – como as de descendência judia asquenaze, que em geral apresentam mutação no gene BRCA1.

O defeito genético no BRCA1, descrito em 1990, está associado a um risco elevado de desenvolver diversos tipos de neoplasia: câncer de mama, de ovário, de cólon e de próstata. As mulheres com mutação no gene BRCA têm entre 50% e 85% de chance de desenvolver câncer de mama, além de 15% a 45% de risco de desenvolver câncer de ovário.

As mutações do gene BRCA2, descobertas em 1995, implicam um risco elevado de desenvolvimento de câncer de mama (tanto em homens quanto em mulheres), câncer de ovário, de pâncreas e melanoma. Além do BRCA1 e do BRCA2, outros genes – como o p53, o PTEN e o CHECK-2 – são responsáveis pelo desenvolvimento de câncer.

MASTECTOMIA PROFILÁTICA

A mastectomia profilática reduz em mais de 90% os riscos do câncer de mama em pacientes portadores da mutação nos genes BRCA1 e BRCA2.

Em mulheres jovens, portadoras da mutação, a salpingooforectomia (cirurgia que remove ambos os ovários e as duas trompas de falópio) reduz os riscos de câncer de ovário (mas não a possibilidade de câncer primário de peritônio) em 90% das pacientes, reduzindo os riscos de câncer de mama em 65%.

Em estudo realizado para avaliar o impacto da mastectomia profilática bilateral sobre a ocorrência tardia de câncer de mama entre mulheres com alto risco de desenvolver a doença em razão do histórico familiar, a redução do risco variou entre 90% e 94%, dependendo do método utilizado para calcular as taxas esperadas desse câncer. A média de acompanhamento após a cirurgia foi de 14 anos, havendo redução de 81% no risco de morte por câncer de mama entre mulheres de alto risco.

Embora esse estudo seja a melhor evidência, até agora, sobre os benefícios da cirurgia profilática, alguns fatores, como a real presença ou não da mutação, podem influenciar a estimativa do benefício.

Assim, a mastectomia profilática bilateral deve ser considerada levando-se em conta a avaliação de risco de câncer e o aconselhamento sobre todas as opções preventivas disponíveis, que agora incluem alguns medicamentos.

Análises sobre os danos da mastectomia profilática foram realizadas de maneira retrospectiva. A maioria das mulheres relatou alívio da ansiedade pelo risco de desenvolver câncer de mama, e poucas estavam insatisfeitas com a escolha de se submeter ao procedimento. A maior taxa de insatisfação ocorreu entre as mulheres que optaram pela reconstrução mas, por uma série de outras contraindicações, não a puderam fazer.

OOFORECTOMIA PROFILÁTICA

Em portadoras jovens da mutação genética no BRCA1 ou no BRCA2 – portanto com alto risco de desenvolver câncer –, a cirurgia que remove profilaticamente os ovários e as trompas de falópio reduz os riscos de câncer de ovário em 90% e de câncer de mama em 65% quando comparadas com mulheres da mesma idade, portadoras da mutação, que não foram submetidas a esse procedimento.

Porém, esses resultados devem ser analisados com cuidado, pois podem ser mascarados por vícios de seleção, relações familiares entre pacientes e controles, indicação incorreta de cirurgia e informações inadequadas sobre o uso de hormônios.

Um estudo prospectivo confirmou redução de cerca de 50% no risco de câncer de mama com a cirurgia profilática do ovário. Houve maior redução nas portadoras de BRCA2 com mutação do que nas portadoras de BRCA1. Pacientes submetidas a terapia de radiação ou quimioterapia, que geralmente resulta na ablação dos ovários, também alcançam efeitos semelhantes.

PREVENÇÃO DO CÂNCER COLORRETAL

O câncer colorretal (CCR) é o terceiro tipo mais comumente diagnosticado em homens e mulheres. Cerca de 75% dos pacientes apresentam doença esporádica, sem evidência visível de ter herdado o distúrbio. Os restantes 25% têm histórico familiar da doença, o que sugere uma contribuição hereditária, exposições comuns entre os membros da família ou uma combinação de ambos os fatores.

Estima-se que as mutações genéticas aumentem o risco de desenvolvimento de câncer colorretal em 5% a 6%. É provável que outros genes desconhecidos e motivos de fundo genético, ao lado de fatores de risco não genético, contribuam para o desenvolvimento de CCR familiar.

Esse risco cresce quando estão presentes certas alterações genéticas ligadas a duas doenças: polipose adenomatosa familiar (FAP) ou câncer de cólon hereditário sem polipose (HNPCC). A polipose adenomatosa familiar é uma doença hereditária em que numerosos pólipos (crescimentos teciduais que se projetam a partir de membranas mucosas) formam-se nas paredes internas do cólon e do reto.

Já o câncer de cólon hereditário sem polipose é um distúrbio hereditário no qual os indivíduos afetados têm maior chance do que o normal de desenvolver câncer colorretal e outros tipos de câncer, muitas vezes antes dos 50 anos.

Os indivíduos que apresentam risco aumentado de FAP são avaliados quanto à presença de polipose por meio da realização de sigmoidoscopia ou colonoscopia. Uma vez que nesse membro portador de FAP haja pólipos, a maneira mais segura de evitar CCR é a colectomia – cirurgia que retira todo o intestino ou parte dele.

A idade recomendada para começar a vigilância para a polipose é controversa. Geralmente é iniciada na adolescência (entre 10 e 15 anos) e consiste na realização anual de sigmoidoscopia flexível – em que se avalia parte do intestino – ou de colonoscopia – que investiga todo o intestino. Se a sigmoidoscopia flexível for utilizada e os pólipos forem encontrados, a colonoscopia – mais segura e completa – deve ser realizada.

A cirurgia profilática para a redução de risco de câncer colorretal depende do número de pólipos, do seu tamanho, de sua histologia e sintomatologia. Uma vez que vários pólipos desenvolvem-se, a colonoscopia de vigilância não é mais útil, pois esses pólipos são tão numerosos que não é possível simplesmente realizar uma biópsia ou remover todos eles.

Nesse momento, o paciente deve consultar um cirurgião e discutir as opções disponíveis, incluindo a colectomia total e técnicas de reconstrução pós-colectomia. A cirurgia poupadora do reto, com vigilância sigmoidoscópica do reto remanescente, é uma alternativa razoável à colectomia total nos indivíduos que conseguem compreender as consequências de sua escolha e decidem aceitar a vigilância periódica, com o risco eventual de ter câncer retal.

REFERÊNCIAS BIBLIOGRÁFICAS

HARTMANN, L. C.; SCHAID, D. J.; WOODS, J. E. et al. "Efficacy of bilateral prophylactic mastectomy in women with a family history of breast cancer". *New England Journal of Medicine*, v. 340, n. 2, 1999, p. 77-84.

HOWE, J. R.; MITROS, F. A.; SUMMERS, R. W. "The risk of gastrointestinal carcinoma in familial juvenile polyposis". Annals of Surgical Oncology, v. 5, n. 8, 1998, p. 751-6.

KAUFF, N. D.; DOMCHEK, S. M.; FRIEBEL, T. M. et al. "Risk-reducing salpingo-oophorectomy for the prevention of BRCA1 and BRCA2 associated breast and gynecologic cancer: a multicenter, prospective study". *Journal of Clinical Oncology*, v. 26, n. 8, 2008, p. 1331-7.

KING, M. C.; WIEAND, S.; HALE, K. et al. "Tamoxifen and breast cancer incidence among women with inherited mutations in BRCA1 and BRCA2: National Surgical Adjuvant Breast and Bowel Project (NSABP-P1) Breast Cancer Prevention Trial". *Journal of the American Medical Association*, v. 286, n. 18, 2001, p. 2251-6.

NAROD, S. A.; BRUNET, J. S.; GHADIRIAN, P. et al. "Tamoxifen and risk of contralateral breast cancer in BRCA1 and BRCA2 mutation carriers: a case-control study". *Lancet*, v. 356, n. 9245, 2000, p. 1876-81.

NATIONAL CANCER INSTITUTE. *Colorectal cancer screening*. Bethesda: National Cancer Institute, 2011. Disponível em: <http://www.cancer.gov/cancertopics/pdq/screening/colorectal/HealthProfessional/page1/AllPages>. Acesso em: 13 abr. 2013.

_____. *Genetics of breast and ovarian cancer*. Bethesda: National Cancer Institute, 2011. Disponível em: <http://www.cancer.gov/cancertopics/pdq/genetics/breast-and-ovarian/healthprofessional>. Acesso em: 13 abr. 2013.

SCHUTTE, M. et al. "Identification by representational difference analysis of a homozygous deletion in pancreatic carcinoma that lies within the BRCA2 region". *Proceedings of the National Academy of Science*, v. 92, 1995, p. 5950-4.

STRUEWING, J. P.; HARTGE, P.; WACHOLDER, S. et al. "The risk of cancer associated with specific mutations of BRCA1 and BRCA2 among Ashkenazi Jews". *New England Journal of Medicine*, v. 336, n. 20, 1997, p. 1401-8.

STRYKER, S. J.; WOLFF, B. G.; CULP, C. E. et al. "Natural history of untreated colonic polyps". *Gastroenterology*, v. 93, n. 5, 1987, p. 1009-13.

WINAWER, S. J.; ZAUBER, A. G.; HO, M. N. *et al.* "Prevention of colorectal cancer by colonoscopic polypectomy. The National Polyp Study Workgroup". *New England Journal of Medicine*, v. 329, n. 27, 1993, p. 1977-81.

WOOSTER, R. *et al.* "Identification of the breast cancer susceptibility gene BRCA2". *Nature*, v. 378, 1995, p. 789-92.

SITE

American Cancer Society – www.cancer.org.

5
Prevenção e alimentação

FERNANDA DE CAMPOS PRUDENTE SILVA

O câncer é considerado uma das principais causas de óbito em todo o mundo. No Brasil, estima-se a ocorrência de mais de 500 mil novos casos durante o ano de 2012. Entre as justificativas para o aumento da incidência de câncer no país estão a maior exposição dos indivíduos a fatores de risco e as mudanças no estilo de vida em relação à nutrição e ao consumo. Além disso, o aumento da expectativa de vida e o envelhecimento populacional colaboram para o aumento da incidência de moléstias crônico-degenerativas, como doenças cardiovasculares e câncer.

O câncer é uma doença multifatorial. Entre os fatores responsáveis pelo seu aparecimento podemos citar: idade, estresse físico e mental, exposição solar sem proteção adequada, expressão genética, consumo de tabaco, ingestão de bebidas alcoólicas, sedentarismo, alimentação errada (rica em alimentos gordurosos), exposição a nitritos, alcatrão e aflatoxinas (substâncias tóxicas produzidas por fungos). É importante ressaltar que na grande maioria dos casos de câncer o aparecimento da doença se deve ao somatório desses fatores, sendo raros os casos que têm apenas um fator determinante.

Além desses fatores de risco, o aumento da exposição a xenobióticos (substâncias químicas estranhas ao organismo) merece destaque como desencadeador para o surgimento de doenças crônicas, inclusive o câncer (veja o Quadro 1). Esses compostos, presentes em medicamentos, detergentes, desinfetantes, metais tóxicos, aditivos alimentares, agrotóxicos, poluentes do ar, aflatoxinas, migrantes de embalagem (substâncias nocivas que migram da embalagem para os alimentos) e solventes, têm aumentado a incidência de disfunções endócrinas relacionadas ao aparecimento de cânceres como os de mama, endométrio e testículo.

O Brasil é o maior consumidor de agrotóxicos do mundo. Segundo estudos da Associação Brasileira de Saúde Coletiva (Abrasco) e dados da Agência Nacional de Vigilância Sanitária (Anvisa), cada brasileiro consome cerca de cinco quilos de toxinas provenientes desses produtos por ano.

Existem muitas evidências de que a alimentação tem papel fundamental no processo da carcinogênese. Segundo o American Institute of Cancer Research e o World Cancer Research Fund, cerca de 30% a 40% de todos os cânceres podem ser prevenidos com estilo de vida e alimentação mais saudáveis.

Dessa forma, surgem inúmeras dúvidas. Que alimento protege contra o câncer? Qual é a melhor dieta contra o câncer? Qual alimento aumenta o risco da doença? A verdade é que não existe um único alimento, ou um único padrão alimentar, que possa prevenir o aparecimento do câncer.

Todas as classes de alimentos são necessárias para o funcionamento equilibrado do organismo. Não adianta, por exemplo, ingerir frutas e verduras uma vez por semana. Precisamos delas todos os dias, pois seus nutrientes são importantes na manutenção das funções do corpo. Para fins didáticos, podemos dividir os alimentos em grupos.

O grupo dos carboidratos é a principal fonte de energia e de vitaminas para o organismo. Nele se encaixam pães, batata, massas, farinhas, mandioca, inhame, milho, arroz, grãos integrais etc. Vale ressaltar que os grãos integrais são melhores para a saúde.

Já o grupo dos legumes e das verduras, bem como o das frutas, é o responsável por fornecer uma gama de vitaminas e minerais importantes para manter as células saudáveis. Para esses grupos são preconizadas em média três porções de cada um.

Em seguida temos o leite e seus derivados, encarregados de proporcionar proteínas e cálcio, que contribuem para o bom funcionamento de ossos, dentes e músculos. Já o grupo das carnes e dos ovos fornece vitaminas e minerais como o zinco, importante para a libido e para prevenir a queda de cabelo, além de ser um excelente antioxidante. Os feijões e as oleaginosas compõem outro grupo, sendo ricos em selênio e minerais e ajudando a recuperar células oxidadas.

Por fim, temos o grupo dos doces e açúcares e o dos óleos e gorduras, que são essenciais para produzir hormônios adequadamente e liberar serotonina, neurotransmissor responsável pela sensação de prazer e bem-estar que diminui o estresse mental – reconhecido como um dos fatores indutores do aparecimento de câncer.

Como todos os nutrientes são primordiais para a saúde total do organismo, quanto mais variada for a alimentação, maior será o fornecimento de nutrientes necessários para a saúde. Ou seja, ingerir todos os dias dos mesmos alimentos impede que o corpo obtenha os nutrientes que permitem gerar e regenerar as células.

Dessa forma, ele fica carente de certos nutrientes, o que pode causar de leve dor de cabeça até falta de modulação da atividade de divisão celular, o que favorece o aparecimento de câncer.

Nutrientes que merecem destaque por ser antioxidantes, anti-inflamatórios e ajudar na inibição do aparecimento do câncer são: alicina, flavonoides, retinoides, selênio, ômega 3, zinco, curcumina, licopeno, luteína, vitaminas A/C/D/E, magnésio, bromeleína, catequinas, resveratrol, xantinas, isoticianatos, folato, coenzima Q10, genisteína, polifenóis e indol-3-carbinol. As fontes alimentares desses nutrientes são encontradas no Quadro 2.

Além disso, é necessário observar as seguintes recomendações:

- Não armazenar nem consumir alimentos em embalagens plásticas.
- Dar preferência a frutas e verduras orgânicas, ou seja, isentas de agrotóxicos.
- Optar por alimentos pobres em gorduras saturadas e trans.
- Controlar o excesso de sal e açúcar.
- Evitar alimentos defumados, embutidos e assados em churrasqueira.

A IMPORTÂNCIA DA NUTRIÇÃO DURANTE O TRATAMENTO ONCOLÓGICO

Durante o tratamento oncológico, que em geral inclui quimioterapia e/ou radioterapia, a boa nutrição é essencial, pois muitos pacientes apresentam, em algum momento, danos nutricionais. Entre os efeitos colaterais desses danos estão: náu-

Quadro 1

XENOBIÓTICOS	ONDE SÃO ENCONTRADOS?
Aflatoxinas	Desenvolvem-se naturalmente em alimentos como amendoim, milho, feijão, arroz e trigo
Radiação ultravioleta (UV)	Exposição à luz natural (sol) ou artificial
Metais tóxicos (chumbo, arsênio, mercúrio, cádmio, alumínio)	São originados na crosta terrestre, por incineração ao ar livre e na produção do aço. Podem contaminar peixes e frutos do mar e estão presentes em herbicidas, fertilizantes, inseticidas, fungicidas, raticidas, fumaça dos automóveis, madeira tratada, tabaco, água tratada, desodorantes etc.
Bisfenol A e ftalatos	Água e alimentos quentes ou frios em contato com plástico
Hidrocarbonetos policíclicos aromáticos	Originados da queima do carvão, contaminam o ar e os alimentos, como a carne de churrasco e os defumados
Aditivos alimentares (conservantes, corantes, edulcorante, realçadores de sabor)	Alimentos industrializados em geral

FONTE: PASCHOAL, NAVES E FONSECA, 2012.

seas, vômitos, diarreia, constipação intestinal, mucosite oral, nefrotoxicidade (toxicidade nos rins) e hepatotoxicidade (toxicidade no fígado).

Dessa forma, o nutricionista deve garantir a ingestão diária de vitaminas e minerais para recuperar o organismo do estresse oxidativo oriundo do tratamento e fornecer nutrientes necessários para a saúde e o equilíbrio do organismo, além de prevenir e amenizar os efeitos colaterais do tratamento.

O estado nutricional pode ser de pior ou melhor prognóstico dependendo do tipo de tumor e da sua localização. A desnutrição pode acometer cerca de 85% dos pacientes portadores de neoplasias do trato gastrointestinal superior e 60% dos portadores de câncer de pulmão. Estima-se que 20% das mortes sejam decorrentes da desnutrição e da caquexia (emagrecimento severo com perda de massa muscular). Portanto, esses pacientes devem ser acompanhados de perto, pois têm grande risco de desenvolver deficiências nutricionais de vitaminas e minerais devido à baixa ingestão alimentar associada aos sintomas do tratamento e, em alguns casos, à localização do tumor.

Fora os efeitos colaterais já citados, existe um aumento do consumo energético pelo tumor e pela liberação de fatores que agem no centro da saciedade, diminuindo o consumo alimentar. Além disso, as citocinas produzidas pelo hospedeiro e pelo tumor levam a anormalidades metabólicas características nessa síndrome. Essas citocinas e alterações hormonais modificam o metabolismo de macronutrientes (proteínas, carboidratos e lipídios), provocando perda de massa magra e de tecido gorduroso. Por isso, é fundamental alimentar-se bem e regularmente durante o tratamento, para lutar com nutrientes de qualidade contra essas citocinas que ajudam o câncer a crescer.

Muitos nutrientes têm merecido destaque durante o tratamento do câncer – como ômega 3, arginina, óleo de coco, óleo de orégano, gengibre, camomila, glutamina, *aloe vera*, vitamina E, zinco, probióticos, prebióticos e fibras –, mas cada um deles tem uma indicação específica e nem sempre são benéficos a todos os pacientes, tampouco são consumidos todos ao mesmo tempo.

Já o consumo de leite deve ser desencorajado durante o tratamento, pois é um alimento com alto teor insulinêmico,

Quadro 2

NUTRIENTE	FONTES ALIMENTARES
Alicina	alho
Flavonoides	frutas vermelhas; cebola; frutas cítricas
Retinoides	óleo de fígado de bacalhau
Selênio	castanha-do-brasil; semente de girassol; farelo de trigo; salmão; alho; amêndoa
Ômega 3	peixes (atum, sardinha, salmão); óleo de peixe; semente de linhaça; óleo de linhaça; semente de chia
Zinco	ostra; levedura; semente de abóbora; castanha de caju; nozes; lentilha
Curcumina	açafrão; tumérico; *curry*; mostarda
Licopeno	tomate
Luteína	vegetais verdes folhosos escuros
Vitamina A	óleo de fígado de bacalhau; ovo de galinha; leite materno; peixes (salmão, atum e sardinha)
Vitamina C	frutas e hortaliças em geral (tomate, pitanga, melancia, espinafre, mamão, goiaba vermelha, laranja, cenoura, couve)
Vitamina D	óleo de fígado de bacalhau; óleo de salmão; ovo cozido; peixes
Vitamina E	semente de abóbora; semente de girassol; castanha-do-brasil; amêndoa; abacate
Magnésio	farelo de trigo; amêndoa; castanha-do-brasil; couve; aveia; grão-de-bico; arroz integral; banana; lentilha; abacate; açaí
Bromeleína	abacaxi
Catequinas	*camellia sinensis* (chá-verde)
Resveratrol	uva; suco de uva; vinho tinto
Xantinas	café
Isoticianatos Indol-3-carbinol	alho e brássicas (couve, brócolis, repolho, rúcula, agrião)
Folato	vegetais verdes folhosos escuros; leguminosas; suco de laranja; ovos
Coenzima Q10	sardinha; espinafre; brócolis; feijão-azuqui; amendoim; nozes; castanhas
Genisteína	feijão de soja
Polifenóis	chá-verde e chocolate amargo

ou seja, sinaliza a liberação e o consequente aumento da insulina circulante. Além disso, o leite aumenta a liberação de IGF-1 (potente hormônio de crescimento identificado no leite de vaca) – que, com a insulina, estimula mecanismos envolvidos no surgimento de neoplasias. Juntos, eles também reduzem a resistência do organismo ao estresse oxidativo. O IGF-1 é resistente à pasteurização e à digestão e, ao ser absorvido, alcança a corrente sanguínea, podendo predispor ao surgimento de células cancerígenas.

Também foram identificados no leite de vaca hormônios estrogênios (estradiol, estrona e estriol). Assim, seu consumo é a maior forma de exposição humana a estrogênios exógenos. Muitos tipos de câncer têm estrogênio em sua fisiopatogenia, em especial os de mama, ovário, útero, testículo e próstata.

Para prevenir ou amenizar esses efeitos, é indispensável uma orientação nutricional individualizada, que contemple os estilos de vida e os hábitos alimentares do paciente, suas preferências e aversões alimentares, comorbidades, sinais e sintomas. Dessa forma é possível melhorar a qualidade de vida dos pacientes e ajudar na recuperação de sua saúde e de seu bem-estar.

REFERÊNCIAS BIBLIOGRÁFICAS

ALSCHULER, L. N.; GAZELLA, K. A. *The definitive guide to cancer. An integrative approach to prevention, treatment and healing.* Berkeley: Celestial Arts, 2010.

ARTALI, R.; BERETTA, G.; MORAZZONI, P. "Green tea catechins in chemoprevention of cancer: a molecular docking investigation into their interaction with glutathione S-transferase (GST P1-1)". *Journal of Enzyme Inhibition and Medical Chemistry*, v. 24, 2009, p. 287-95.

BOEING, Heiner et al. "Critical review: vegetables and fruit in the prevention of chronic diseases". *European Journal of Nutrition*, v. 51, n. 6, set. 2012, p. 637-63.

COSTA, J. A.; ALFENAS, R. C. G. "The consumption of low glycemic meals reduces abdominal obesity in subjects with excess body weight". *Nutrición Hospitalaria*, v. 27, n. 4, jul.-ago. 2012.

FULGONI, V. L. DREHER, M.; DAVENPORT, A. J. "Avocado consumption is associated with better diet quality and nutrient intake, and lower metabolic syndrome risk in US adults: results from the National Health and Nutrition Examination Survey (NHANES) 2001-2008". *Nutrition Journal*, 2 jan. 2013. Disponível em: <http://www.nutritionj.com/content/12/1/1>. Acesso em: 13 abr. 2013.

GROVER, S. *et al.* "Probiotics for human health: new innovations and emerging trends". *Gut Pathogens*, v. 4, n. 1, 26 nov. 2012.

GUPTA, S. C. *et al.* "Chemosensitization of tumors by resveratrol". Annals of New York Academy of Science, v. 1215, jan. 2011, p. 150-60.

JING, K.; SUN, M. "Relationship between the regulation of intestinal NF-κB and TNF-α by glutamine and the protective effects of glutamine against intestinal injury". *Zhongguo Dang Dai Er Ke Za Zhi*, v. 13, n. 8, ago. 2011, p. 661-4.

LEV-ARI, S. *et al.* "Colecoxib and curcumin synergistically inhibit the growth of colorectal cancer cells". *Clinical Cancer Research*, v. 11, n. 18, 2005, p. 6738-44.

MCKAY, D. L.; BLUMBERG, J. B. "A review of the bioactivity and potential health benefits of chamomile tea (Matricariarecutita L.)". *Phytotherapy Research*, v. 20, n. 7, 2006, p. 519-30.

NANETTI, L. *et al.* "Effect of consumption of dark chocolate on oxidative stress in lipoproteins and platelets in women and in men". *Appetite*, v. 58, n. 1, fev. 2012, p. 400-5.

PASCHOAL, V.; NAVES, A.; FONSECA, A. B. B. L. (orgs.). *Nutrição clínica funcional: dos princípios à prática clínica*. São Paulo: VP, 2008.

PASCHOAL, V.; NAVES, A.; SANT'ANNA, V. *Nutrição clínica funcional: câncer*. São Paulo: VP, 2012.

SILVA, D. R. F. *et al.* "Intervenções não farmacológicas para náuseas e vômitos induzidos por quimioterapia: revisão integrativa". *Online Brazilian Journal of Nursing*, v. 8, n. 1, 2009.

SURESH, D.; SRINIVASAN, K. "Tissue distribution & elimination of capsaicin, piperine & curcumin following oral intake in rats". *Indian Journal of Medical Research*, v. 131, 2010, p. 682-91.

TREASURE, J. "Herbal medicine and cancer: an introductory overview". *Seminars in Oncology Nursing*, v. 21, n. 3, 2005, p. 177-83.

WAGNER, M.; OEHLMANN, J. "Endocrine disruptors in bottled mineral water: total estrogenic burden and migration from plastic bottles". *Environmental Science and Pollution Research International*, v. 16, 2009, p. 278-86.

WOGAN, G. N.; KENSLER, T. W.; GROOPMAN, J. D. "Present and future directions of translational research on aflatoxin and hepatocellular carcinoma. A review". *Food Additives and Contaminants*, v. 29, n. 2, 2012, p. 249-57.

SITE

Instituto Nacional de Câncer – www.inca.gov.br.

PARTE III
DIAGNÓSTICO PRECOCE

PARTE II

DIAGNÓSTICO PRECOCE

6
Importância do diagnóstico precoce e recomendações

ARTUR MALZYNER

O diagnóstico precoce em oncologia visa reduzir o risco de morte e possibilitar tratamentos com menor probabilidade de sequelas e outras complicações. Nessa área da medicina, o diagnóstico precoce é diretamente relacionado com o sucesso final do tratamento. Neste capítulo, abordaremos a importância do diagnóstico precoce e as recomendações sugeridas aos prestadores de saúde para tipos de câncer mais comuns, como de pulmão, de próstata, de mama, colorretal e do colo uterino.

A DETECÇÃO PRECOCE

Detectar precocemente o câncer demanda, na verdade, duas estratégias diferentes. A primeira está relacionada com o diagnóstico precoce em pessoas que já apresentam sinais ou sintomas da doença. A segunda está relacionada com o rastreamento, situação em que a pessoa é submetida a uma investigação e não apresenta ainda nenhum sinal ou sintoma da doença.

Ambas as situações frequentemente resultam em benefício aos pacientes diagnosticados. Quanto antes a doença for detectada, maior é a possibilidade de cura. Para isso, é necessário conscientizar a população da importância de conhecer alguns sinais e sintomas que possam surgir. Em muitos tipos de tumor eles só aparecem em estágios avançados da doença. Veremos a seguir diferentes maneiras de obter um diagnóstico precoce, seja por exames clínicos, laboratoriais ou moleculares, além de ressaltarmos a importância do programa de rastreamento para alguns tipos de tumor.

Em primeiro lugar, é preciso entender o que é rastreamento, também chamado de *screening*. Trata-se de um conjunto de procedimentos diagnósticos realizados em um grupo de pessoas cujo objetivo é avaliar a existência ou não de certo tipo de câncer identificável por aquele método diagnóstico. Esse programa é capaz de encontrar tumores em estágios iniciais da doença e permite que o tratamento comece mais cedo.

CÂNCER DE PULMÃO

O câncer de pulmão é o mais comum entre os tumores malignos. Em 2012, foram estimados 27.320 novos casos no Brasil. Esse número cresce 2% ao ano em todo o mundo e 90% dos casos parecem estar associados ao tabagismo.

Ainda que alguns estudos recentes sugiram a tomografia de tórax para rastreamento em tabagistas, não existe um consenso de que o *screening* seja recomendado em um grupo de pessoas ou circunstância em particular.

Mesmo sendo o mais comum, não se recomendam exames de rastreamento para tumor precoce; o enfoque continua sendo a prevenção primária, evitando-se o consumo de tabaco.

CÂNCER DE PRÓSTATA

O câncer de próstata é o segundo de maior incidência no Brasil em homens. Estimaram-se em 2012 cerca de 60 mil novos casos, número que tem aumentado nos últimos anos. Tal aumento se dá por dois fatores: a precisão dos novos métodos diagnósticos e o crescimento da expectativa de vida. Como em 30% das necropsias masculinas em pessoas acima dos 50 anos e falecidas por causas não associadas ao câncer de próstata detectam-se focos dessa doença, acredita-se que nem todos os casos de câncer de próstata têm evolução clínica inexorável ou necessariamente grave.

Com relação à mortalidade, esse câncer ocupa o quarto lugar, correspondendo a 6% do total dos óbitos ocorridos no Brasil.

Segundo o Instituto Nacional de Câncer, entre as recomendações para o diagnóstico precoce em indivíduos sintomáticos estão a consulta especializada e a realização de exames específicos.

Já os homens sem sintomas em idade de risco, ou seja, com mais de 50 anos, devem fazer o rastreamento. Nesse caso, as estratégias utilizadas são: toque prostático por via retal e dosagem do hormônio PSA. A atenção deve ser redobrada para indivíduos que apresentam histórico familiar da doença.

Os exames preventivos devem ser oferecidos a todos os homens com mais de 50 anos cuja expectativa de vida seja de pelo menos 60 anos. Caso contrário, o benefício do tratamento poderá não ser compensado pelas complicações associadas a ele.

O ultrassom transretal, ainda que útil no diagnóstico do câncer, não tem sido incluído de forma consensual em todos os protocolos de rastreamento.

CÂNCER DE MAMA

O câncer de mama é o mais comum entre as mulheres. Em 2012, foram estimados 52.680 casos novos no Brasil.

Embora seja uma prática bastante indicada para detectar grandes nódulos, o autoexame da mama não é indicado para rastreamento porque implica um diagnóstico mais tardio do que os obtidos com exames de imagem.

Um estudo do Plano de Seguro-Saúde da Grande Nova York (HIP, em inglês) mostrou uma diminuição de 30% nos casos de morte nas mulheres submetidas ao rastreamento. O Projeto de Demonstração de Detecção do Câncer de Mama, que teve como objetivo avaliar a importância do rastreamento, comprovou um aumento de 1,34 vez na incidência do câncer de mama, ficando a taxa de mortalidade em 80% da esperada.

As técnicas para rastreamento incluem o exame clínico e a mamografia. O primeiro é um exame por palpação realizado por médico ou enfermeira treinados, tendo por finalidade detectar tumores superficiais de até 1 cm. É indicado a partir dos 40 anos. A mamografia é uma radiografia capaz de detectar nódulos pequenos de poucos milímetros, sendo recomendada a cada dois anos a mulheres com idade entre 50 e 69 anos. Para as mulheres consideradas de alto risco para câncer de mama recomendam-se os exames anuais a partir dos 35 anos.

CÂNCER COLORRETAL

O câncer colorretal abrange tumores que acometem um segmento do intestino grosso, o cólon e o reto. Grande parte desses tumores surge de pólipos – lesões benignas que podem crescer ao longo de anos na parede interna do intestino grosso. Estimaram-se, para o ano de 2012, 30.140 novos casos. Esse tipo de tumor é uma das maiores causas de morte por câncer em todo o mundo.

O câncer colorretal pode ser detectado por dois exames: pesquisa de sangue oculto nas fezes e colonoscopia. O primeiro deve ser realizado anualmente a partir dos 50 anos; se positivo, completa-se com a colonoscopia, que permite um diagnóstico mais preciso. Pacientes com histórico familiar da doença devem fazer colonoscopia mesmo antes dos 50 anos, com intervalo que varia entre 12 e 36 meses.

CÂNCER DE COLO UTERINO

O câncer de colo uterino é o segundo mais comum entre as mulheres. Em 2012, surgiram 17.540 novos casos no Brasil. Essa doença pode se manifestar a partir dos 20 anos, mas em geral atinge mulheres de 50 a 60 anos.

O Ministério da Saúde recomenda o teste Papanicolau, principal exame nos programas de rastreamento para o controle desse câncer. Mulheres entre 25 e 64 anos devem realizá-lo anualmente.

REFERÊNCIAS BIBLIOGRÁFICAS

POLLOCK, R. E. *Manual de oncologia clínica da União Internacional contra o Câncer.* 8. ed. São Paulo: Fundação Oncocentro de São Paulo, 2008.

QUEIROZ, Fabio Lopes. "A colonoscopia e a prevenção do câncer colorretal". 2012. *Oncológica.* Disponível em: <http://www.cancerinfo.com.br/artigo/a-colonoscopia-e-a-prevencao-do-cancer-colorretal.html>. Acesso em: 7 maio 2013.

SCHERSTEN, T. *et al. Prostate cancer screening – Evidence synthesis and update. Statement of finding. (INAHTA Joint Project).* Vitoria-Gasteiz: Dpt. of Health Basque Government. Basque Office for Health Technology Assessment, Osteba, 1999.

WORLD HEALTH ORGANIZATION. *National cancer control programs: policies and managerial guidelines.* 2. ed. Genebra: WHO, 2002. Disponível em: <http://apps.who.int/iris/bitstream/10665/42494/1/9241545577.pdf>. Acesso em: 17 abr. 2013.

SITE

Instituto Nacional de Câncer – www.inca.gov.br.

7
Barreiras psicológicas para a prevenção do câncer: a contribuição da psico-oncologia

MARIA DA GLÓRIA GONÇALVES GIMENES

TASSIANA BARROS PETRILLI

A prevenção do câncer vem ganhando interesse crescente tanto dos profissionais da saúde e estudiosos da área como do público em geral. Entre as estratégias de prevenção estão ações cujo objetivo é evitar ou prevenir o aparecimento do câncer, voltando a atenção das pessoas para a saúde e não para a doença. Tais ações ocorrem tanto em nível individual quanto social, tomando por base o conhecimento acerca das causas e dos fatores associados ao aparecimento da doença.

No caso do câncer, duas medidas de prevenção fazem-se necessárias: adotar um estilo de vida saudável e realizar exames periódicos.

O estilo de vida saudável abrange diversos comportamentos e hábitos importantes para a saúde e o bem-estar, como não fumar, alimentar-se de maneira correta, praticar atividade física, ter um bom relacionamento com a família e os amigos, evitar o consumo de álcool, aderir à prática de sexo seguro e controlar o estresse, além de cultivar uma visão otimista e positiva da vida.

Tão importante quanto adotar um estilo de vida saudável é incorporar à nossa rotina a realização de exames periódicos, que permitam detectar eventuais anormalidades. Para as mulheres, esses exames são o Papanicolau (detecta o câncer de colo uterino e deve ser realizado a partir do início da atividade sexual) e a mamografia (detecta o câncer de mama).

Para os homens, os cuidados em relação ao câncer de próstata começam a partir dos 45-50 anos com exames periódicos de toque retal e, dependendo de orientação do médico, da dosagem da proteína PSA (antígeno prostático específico), embora alterações do PSA não estejam obrigatoriamente associadas a esse tipo de câncer. Para ambos os sexos, a partir dos 50 anos, é importante realizar colonoscopia (exame endoscópico que permite a visualização do interior de todo o cólon) associada à retossigmoidoscopia (realizada pela observação direta do interior do canal anal, do reto e do cólon sigmoide para detectar câncer de intestino).

Aos fumantes recomenda-se a tomografia de tórax de baixa radiação, a fim de identificar eventuais lesões no pulmão.

Todos esses exames são capazes de detectar tipos de câncer de alta incidência na população, porém com altos índices de cura ou de controle quando descobertos cedo.

Embora haja consenso acerca da relevância da prevenção do câncer e tenhamos informações amplamente divulgadas pela mídia e pelos órgãos oficiais quanto à importância de levar uma vida saudável e de realizar de exames para a detecção precoce, ainda é grande o número de diagnósticos tardios. Como explicar que a adesão às recomendações oficiais não seja total?

Sabe-se que o tema prevenção envolve uma série de conceitos psicológicos, tais como mudança de crenças, valores, atitudes, comportamentos de saúde e percepção da ameaça à saúde, entre outros. Portanto, não basta entender a importância de aderir a um estilo de vida saudável e de realizar exames que permitam a detecção precoce. É preciso identificar o que dificulta e impede que a prevenção ocorra de fato.

BARREIRAS E FACILITADORES PARA A PREVENÇÃO

Sem dúvida, a ideia de que o câncer é uma doença fatal, que causa longo sofrimento, associado à deterioração física e muitas vezes à mutilação, representa a principal barreira à adesão a exames de detecção precoce.

Embora seja óbvio que práticas preventivas podem mudar o prognóstico, ou seja, que a história do curso da doença – de sofrimento e morte para controle e/ou cura – tenha levado muitas pessoas a optar pela prática de comportamentos preventivos (idas regulares ao médico e exames periódicos, por exemplo), ainda é alarmante o número de diagnósticos tardios de câncer.

O medo exacerbado de vir, de fato, a receber o diagnóstico de câncer é uma barreira significativa à prevenção. A cancerofobia está associada a distúrbios emocionais que vão de leves a severos, podendo ser temporária ou permanente. Ela é criada e perpetuada, muitas vezes, pelo discurso de risco presente em campanhas de saúde pública e pelos próprios profissionais de saúde, que, bem-intencionados, alertam as pessoas sobre os riscos de não adotar comportamentos preventivos.

A informação de risco é uma das áreas mais difíceis e complexas da comunicação. Estudos são conduzidos para identificar formas de alertar a população sem provocar medo e para enfatizar a possibilidade de cura quando a doença é detectada precocemente.

Embora a cancerofobia seja uma emoção compreensível diante do câncer, ela pode ser paralisante, impedindo que a pessoa realize exames preventivos, e também ter um impacto negativo na qualidade de vida.

A cancerofobia também é agravada pela experiência pessoal da pessoa com o câncer. Por exemplo, se ela acompanhou um familiar ou amigo que tenha tido câncer com um desfecho negativo, isso pode levá-la a desenvolver medo e ansiedade pela eventualidade de receber ela própria o diagnóstico da doença. Por outro lado, aqueles que têm uma experiência positiva com o diagnóstico e o tratamento de câncer estarão mais disponíveis e motivados a aderir a comportamentos preventivos.

Outro empecilho à detecção precoce é o fato de algumas pessoas não avaliarem o custo-benefício do comportamento preventivo. Estudos referentes à prevenção de câncer de colo uterino demonstraram que, embora reconhecessem a importância da realização anual do Papanicolau, as mulheres o adiavam continuamente devido à vergonha da exposição do corpo durante a realização do exame.

Além disso, dependendo de suas crenças, valores e nível educacional, algumas mulheres podem experimentar sensações de impotência, desamparo e perda de controle sobre a sexualidade e sobre o próprio corpo durante o exame.

No que diz respeito à prevenção de câncer de próstata, são diversas as barreiras. A principal está ligada à vergonha que o homem sente ao expor seu corpo, especialmente a região anal, ao profissional de saúde. Crenças, cultura e tabus referentes ao toque retal levam o homem a sentir-se agredido em sua masculinidade. É como se pelo simples fato de ser homem ele não pudesse ser examinado. A falta de sintomas físicos também dificulta a adesão à detecção precoce.

A adoção de comportamentos preventivos – como alimentar-se bem, ser ativo, não fumar, não beber em excesso, manter os exames em dia, encontrar formas de administrar o estresse, praticar sexo saudável e dormir bem – exige que cuidemos de nós mesmos. Só então poderemos assumir o autocuidado na manutenção da saúde e do bem-estar, aderindo de fato a condutas preventivas.

A ideia de que a competição faz parte da vida moderna e a ênfase no sucesso financeiro e profissional a qualquer custo trazem um impacto negativo à qualidade de vida emocional e física. Apesar disso, as pessoas tendem a manter a crença de que esse estilo de vida estressante é natural e faz parte da vida de todo indivíduo bem-sucedido. Essa crença constitui uma enorme barreira para a reorganização de um estilo de vida menos estressante, balanceado e, portanto, mais saudável.

O estresse tem sido apontado como um fator desencadeante de câncer, visto que pode levar à exaustão física e emocional, que por sua vez teria impacto negativo no sistema imunológico, o que permitiria o aparecimento do câncer.

Entretanto, estudos demonstram que mais importante que o fator estressante é a forma como se lida com ele. Uma pessoa que perde uma posição de destaque no trabalho pode tanto se desesperar, decepcionar, magoar e deprimir como sentir-se desafiada a provar sua competência e reorganizar-se para assumir o mesmo cargo em outra empresa. Assim, lidar com o estresse de modo positivo e saudável é uma medida preventiva.

Conhecer os diversos fatores de risco relacionados a diferentes tipos de câncer facilita, sem dúvida, que as pessoas busquem ações preventivas. O impacto dessa informação pode ser maximizado se ela for comunicada com precisão e aliada a ações que contemplem a visão integral da pessoa – no sentido de enfocar, além dos aspectos físicos, aspectos psicológicos, culturais, econômicos e sociais.

Pessoas que assumem responsabilidade pela própria saúde aderem melhor à prevenção. Elas se percebem como eficientes para adotar comportamentos que de fato preservem sua saúde. Ou seja, não basta saber o que é preciso fazer para prevenir o câncer ou detectá-lo precocemente; é fundamental que a pessoa acredite ser capaz de realizar o comportamento preventivo com eficiência. Numa análise de custo e benefício, o desconforto, o tempo despendido e o estresse acarretado por exames e procedimentos de rastreamento precisam valer a pena.

Um fator que pode motivar a autorresponsabilidade é a forma como as pessoas lidam com a espiritualidade. Aqueles que creem na transcendência e acreditam que o corpo e a saúde são um presente divino tendem a cuidar com mais atenção da própria saúde.

Finalmente, é importante que as pessoas tenham projetos de vida significativos, ou seja, projetos aos quais vale a pena se dedicar. Mulheres que aderem a comportamentos preventivos de câncer de colo uterino afirmam ser motivadas para ficar vivas e saudáveis para cuidar dos filhos.

PSICO-ONCOLOGIA E PREVENÇÃO

Em geral, quando os aspectos psicossociais relacionados ao câncer são considerados, eles são discutidos apenas quanto ao tratamento e à reabilitação da pessoa com câncer. Entretanto, várias dimensões psicossociais, como já vimos, são importantes alvos de intervenção nas diferentes etapas que constituem o espectro de manejo do câncer.

Psico-oncologia é a especialidade da psicologia que utiliza subsídios teóricos da psicologia da saúde aplicada à oncologia com o objetivo de atender às necessidades emocionais de pacientes, familiares e equipe de saúde envolvida no tratamento oncológico. Pode contribuir para minimizar as barreiras e maximizar os aspectos relevantes que facilitam ações preventivas.

Basicamente, a psico-oncologia visa realizar uma intervenção psicoeducativa que leve as pessoas a se conscientizar e a substituir estilos de vida nocivos por outros saudáveis. Objetiva, também, que o paciente lide melhor com o estresse da vida diária. Em suma, a especialidade busca promover mudanças de atitude e de comportamento que possibilitem um estilo de vida mais saudável.

A psico-oncologia procura derrubar crenças e pensamentos que contribuem para a cancerofobia e aumentar a confiança dos indivíduos em sua capacidade de ter atitudes preventivas. Além disso, objetiva educar as pessoas para reconhecer os sinais do estresse e lidar com ele no dia a dia. Acima de tudo, visa orientar as pessoas a perceber quando, de fato, começam a ficar sobrecarregadas física ou emocionalmente com as situações vividas.

Outra meta da psico-oncologia é levar as pessoas a desenvolver estratégias de enfrentamento adequadas para lidar com situações estressantes do ciclo vital, como a morte e a velhice. Uma família que perdeu um ente querido pode ser atendida num processo conjunto para elaborar a perda, diminuindo reações de natureza psicossomática e evitando o adoecimento.

Cabe, ainda, ao psico-oncologista treinar os profissionais de saúde para lidar melhor com o próprio estresse e consequentemente disponibilizar um atendimento mais eficaz aos pacientes oncológicos e familiares. Em suma, uma intervenção em psico-oncologia pode levar as pessoas a decidir e aprender a viver melhor.

REFERÊNCIAS BIBLIOGRÁFICAS

CANADIAN SOCIETY FOR EXERCISE PHYSIOLOGY. *The Canadian physical activity, fitness and lifestyle appraisal: CSEP's guide to health active living*. 2 ed. Ottawa: CSEP, 1998.

CARVALHO, M. M. M. J. "Cancerofobia: um desafio para a psico-oncologia – O medo como obstáculo à prevenção". *Revista de Psicologia Hospitalar*, v. 7, n. 2, 1997, p. 22-6.

FLEMING, N. L. F. *et al.* "Índice de câncer de próstata em uma cidade de pequeno porte do Sul de Minas Gerais". *Revista Eletrônica Acervo Saúde*, v. 3, 2011, p. 145-56. Disponível em: <http://acervosaud.dominiotemporario.com/doc/artigo_015.pdf>. Acesso em: 1.º jul. 2012.

GIMENES, M. G. G. "Definição, foco de estudo e intervenção". In: CARVALHO, M. M. M. J. (org.). *Introdução* à psico-oncologia. Campinas: Psy II, 1994, p. 35-56.

GIMENES, M. G. G. (org.). *A mulher e o câncer*. Campinas: Livro Pleno, 2000.

LIMA, P. T. *Medicina integrativa – Saúde além da cura*. São Paulo: MG, 2009.

MARTINS, P. S. "Barreiras psicológicas à prevenção do câncer: uma discussão analítico-comportamental". In: GUILHARDI, H. J. *et al.* (orgs.). *Sobre comportamento e cognição. Volume 7: expondo a variabilidade*. Santo André: Esetc, 2001, p. 305-15.

SEIDL, E. M. F.; GIMENES, M. G. G. "A prática do autoexame na prevenção do câncer de mama". In: GIMENES, M. G. G. (org.). *A mulher e o câncer*. Campinas: Livro Pleno, 2000, p. 259-90.

THUM, M. *et al.* "Câncer de colo uterino: percepção das mulheres sobre prevenção. *Ciência e Cuidado da Saúde*", v. 7, n. 4, out.-dez. 2008, p. 509-16.

WORLD HEALTH ORGANIZATION. *The world health report*. Genebra: WHO, 1998.

PARTE IV

TRATAMENTO

8
Como o câncer é tratado

RICARDO CAPONERO

Tão complexo quanto o câncer é o seu tratamento. Dispomos hoje de múltiplas formas de abordagem e várias opções de tratamento que são frequentemente empregados de modo sequencial ou concomitante, propiciando os melhores resultados terapêuticos. O tratamento antineoplásico caminhou a passos largos na última década, assim como todo o conjunto de medicamentos de suporte que auxiliam no controle de sintomas – tanto da própria doença como dos efeitos adversos dos tratamentos.

A CIRURGIA ONCOLÓGICA

A cirurgia foi uma das primeiras formas de tratamento utilizadas eficientemente no combate às neoplasias. O processo consiste na retirada mecânica de todo o tecido afetado pela neoplasia, com margens de segurança adequadas.

O princípio básico da cirurgia oncológica é a remoção de todo o tecido acometido pela neoplasia sem que ele seja manipulado de forma direta ("não se deve ver o tumor"), deixando-se margens cirúrgicas de segurança (livres de acometimento neoplásico).

A cirurgia também tem o papel de remover tecidos para a análise anatomopatológica, que além de confirmar o diagnóstico determinará o estadiamento, ou seja, a real extensão da doença (estadiamento patológico). Por permitir a análise microscópica da extensão da doença, o estadiamento patológico correlaciona-se melhor com o prognóstico da doença.

O problema da cirurgia oncológica é que não raro os tumores podem ter se disseminado para além de onde o cirurgião pode ressecar – nesses casos, a intervenção perde seu papel de intenção curativa. A cirurgia mais adequada é a que permite a ressecção completa, sem resíduos microscópicos da doença.

Outra desvantagem da cirurgia oncológica é que, muitas vezes, para conseguir a ressecção total de uma neoplasia, o grau de mutilação é bastante comprometedor da qualidade de vida (por exemplo, mastectomia radical, traqueostomia definitiva, amputação de reto etc.).

Como a cirurgia oncológica geralmente assume grandes proporções, é necessário que os pacientes apresentem condições clínicas compatíveis com o porte da intervenção.

Mesmo quando sabidamente a remoção completa (radical) da neoplasia é impossível, a cirurgia ainda pode ser empregada com intuito paliativo, com o objetivo de aliviar sintomas, frequentemente por sangramento ou obstrução de vísceras ocas.

RADIOTERAPIA

Assim como a cirurgia, a radioterapia é considerada uma forma de tratamento locorregional. Ela utiliza um tipo especial de ondas eletromagnéticas, a radioterapia ionizante, ou seja, aquela com energia suficiente para causar a dissociação iônica de moléculas no trajeto onde a radiação passa.

Não há ser vivo que resista às radiações ionizantes; o problema é a dose que necessita ser administrada para eliminar o tumor. Essa não pode ultrapassar os limites críticos de tolerância dos tecidos normais. Por isso, a evolução técnica da radioterapia nos permitiu torná-la cada vez mais precisa. Assim, com um volume pequeno sendo irradiado, as doses puderam ser significativamente maiores, com maior controle sobre as neoplasias.

A radioterapia pode ser administrada em contato com o tumor, o que chamamos de braquiterapia, ou a certa distância dele, a teleterapia. A braquiterapia pode ser realizada por fontes naturais de material radioativo que são colocadas no interior do tumor ou na sua vizinhança, permanecendo ali por longos períodos. Existe também a possibilidade de colocar cateteres vazios entre o tumor, os quais posteriormente são conectados a máquinas que irradiam fontes radioativas por dentro deles. É a chamada braquiterapia de alta taxa de dose. Já a teleterapia foi aperfeiçoada com a melhora dos sistemas computacionais, e hoje os campos de radiação são planejados em computadores sobre imagens obtidas diretamente de aparelhos de tomografia.

Assim, o planejamento 3D e a radioterapia conformada permitiram maior precisão na administração da radioterapia em campos localizados, mais bem delimitados – o que, por permitir dosagens mais elevadas e conservação de mais tecidos normais com menor toxicidade, gerou mais eficiência.

No entanto, os tumores não são homogêneos na sua distribuição geográfica, e a anatomia humana não segue padrões geométricos regulares. Desenvolvimentos tecnológicos subsequentes permitiram que a intensidade da radiação, além do campo, fosse modulada durante as aplicações. Mais recentemente, a localização anatômica do tumor pode ser avaliada diariamente, podendo a radioterapia ser guiada pela obtenção de imagens.

Todos os efeitos terapêuticos e adversos da radioterapia acontecem no trajeto da radiação (campos de tratamento). Os efeitos adversos variam conforme o órgão ou o tecido irradiado e com a dose administrada em função do tempo de tratamento.

IMUNOTERAPIA

Muito cedo na oncologia percebeu-se que as células neoplásicas, apesar de originadas de células normais, carregavam proteínas que desencadeavam alguma reação imunológica do paciente (hospedeiro), embora não suficientes para obter a eliminação do tumor. Com base nessa constatação, procuraram-se formas de estimular o sistema imunológico, ativando-o ainda mais e, dessa maneira, permitindo maior eliminação dos tumores.

As primeiras formas de estimulação do sistema imunológico foram muito inespecíficas. Basicamente se utilizavam substâncias esperando que essa imunoestimulação cruzada se estendesse às células neoplásicas. Os primeiros agentes usados foram o *Corynebacterium parvum* e o BCG (Bacilo de Calmette e Guerin). O BCG ainda é utilizado como tratamento tópico das neoplasias superficiais da bexiga.

Com as técnicas de clonagem de genes e a engenharia genética foi possível desenvolver os interferons e as interleucinas. Essas moléculas são moduladores do sistema imunológico que, de modo ativo e inespecífico, ativam linfócitos e os transformam em células naturais assassinas (*natural killer cells*), que podem agredir as neoplasias. Ainda há algum uso para essa forma de imunoterapia no tratamento do melanoma e dos tumores de rim.

O desenvolvimento da tecnologia para a produção de anticorpos monoclonais, cada vez mais semelhantes em composição aos anticorpos humanos, assim como a descoberta de potenciais alvos para esses anticorpos, revolucionou a oncologia no final do século passado.

Essa nova forma de imunoterapia veio combinar-se com a quimioterapia, aumentando muito as taxas de resposta e os benefícios clínicos. No entanto, seu uso não pode ser generalizado e sua aplicação depende da presença do alvo específico nas células neoplásicas que se quer eliminar.

Estão em fase final de estudos clínicos algumas vacinas contra neoplasias específicas, mas até o momento nenhuma delas está disponível para o emprego clínico imediato.

REFERÊNCIAS BIBLIOGRÁFICAS

ABELOFF, M. D. *et al.* (orgs.). *Abeloff's clinical oncology*. 4. ed. Filadélfia: Churchill Livingstone/Elsevier, 2008.

DEVITA JR., V. *et al.* (orgs.). *DeVita, Hellman, and Rosenberg's cancer: principles and practice of oncology*. 9 ed. Filadélfia: Wolters Kluwer Health/Lippincott Williams & Wilkins, 2011.

SITE

American Cancer Society – www.cancer.org.

9
Tratamento sistêmico

DANIELE EVARISTO VIEIRA ALVES

Para compreendermos o tratamento oncológico é preciso relembrar que o câncer é uma doença originada de uma célula anormal. Um conjunto de células forma os diferentes tecidos e órgãos do nosso corpo. Essas células crescem e se dividem de maneira controlada para originar novas células e, assim, substituir as antigas ou defeituosas, que por sua vez morrerão e serão eliminadas do organismo mantendo-o saudável.

Entretanto, às vezes esse processo não funciona bem e o material genético (o DNA) da célula é danificado ou modificado, gerando mutações que alteram o crescimento e a divisão celular. Quando isso ocorre, as células não morrem nem são eliminadas adequadamente, levando à formação de novas células desnecessariamente, dando origem, assim, a um tumor (massa de células). Os tumores malignos têm a capacidade de invadir os tecidos normais e se espalhar pelo corpo, originando novos focos, as metástases. Vejamos a seguir os principais tipos de tratamento sistêmico.

QUIMIOTERAPIA

Quando falamos em câncer, um dos tratamentos a ser considerado é a quimioterapia, que funciona à base de medicamentos utilizados para destruir células tumorais.

A quimioterapia age interrompendo ou retardando o crescimento das células que se dividem rapidamente, característica principal das células cancerosas. Há, no entanto, em nosso corpo, células normais que também se dividem rapidamente – células que revestem a boca e o intestino e as que fazem o cabelo crescer – e, por isso, também são atacadas pela quimioterapia, provocando efeitos colaterais como mucosite (alterações na mucosa), diarreia e queda do cabelo, que serão revertidos quando a quimioterapia cessar.

Dependendo do tipo do câncer e do estágio em que se encontra, a quimioterapia pode curá-lo. O tratamento quimioterápico também pode controlar a doença ou, ainda, melhorar os sintomas destruindo células que estejam comprimindo alguma estrutura ou provocando dor.

A quimioterapia pode ser usada como tratamento único, mas também associada a outras modalidades, como cirurgia, radioterapia e terapias moleculares. Quando o tratamento quimioterápico é utilizado na redução de um tumor antes da cirurgia ou da radioterapia, os especialistas chamam-na de "neoadjuvante". Ao ser aplicada para destruir células remanescentes após um tratamento inicial, denomina-se "adjuvante".

A quimioterapia também pode ser usada para complementar ou potencializar os efeitos da radioterapia e de terapias biológicas e ainda para destruir células tumorais que recaíram ou evoluíram como metástases. A frequência e o tempo de tratamento são determinados de acordo com o tipo e o estágio do câncer.

Com o objetivo de cura, controle e/ou melhora do sistema, a quimioterapia é realizada em ciclos, em intervalos predefinidos (quimioterapia/descanso/quimioterapia/descanso). O intervalo é fundamental para a recuperação do corpo ante os efeitos colaterais da medicação. Eventualmente o ciclo é alterado devido a seus efeitos colaterais.

A quimioterapia pode ser administrada por meio de injeção endovenosa ou intramuscular, por via oral, uso tópico, intraperitoneal (dentro da cavidade que reveste os órgãos abdominais) ou intra-arterial (direto no vaso que alimenta o tumor). Ela afeta cada indivíduo de forma singular.

A fadiga é uma das principais queixas pós-quimioterapia. Diante desse quadro, é muito comum o paciente fazer uso de receitas caseiras ou de vitaminas e fortificantes indicados por amigos e parentes. É preciso ressaltar que alguns desses medicamentos caseiros podem influir de forma negativa no tratamento, sendo de suma importância informar aos profissionais que o acompanham (médicos e enfermeiros) todas as medicações de uso diário e todos os suplementos vitamínicos, de minerais, à base de ervas ou dietéticos utilizados antes ou ao longo do tratamento oncológico.

Na realidade, o que mais interessa aos pacientes portadores de câncer é saber se a quimioterapia está funcionando. Para isso, durante o tratamento o médico solicitará exames, laboratoriais ou de imagem, que evidenciarão os resultados obtidos. O fato de o paciente não apresentar efeitos colaterais indesejáveis ao tratamento não significa que a medicação não esteja funcionando.

Efeitos colaterais da quimioterapia

Anemia: diminuição de glóbulos vermelhos no sangue. O paciente pode sentir cansaço, respiração curta, tontura, taquicardia. **O que fazer:** evitar atividades extenuantes, descansar por até uma hora durante o dia, dormir no mínimo oito horas por noite, fazer exercícios leves e manter uma dieta rica em nutrientes são formas de atenuar o problema. Outras medidas medicamentosas serão orientadas pela equipe.

Alterações no apetite: as mais comuns são perda do apetite e alteração do paladar. **O que fazer:** estabelecer um maior número de refeições com menor volume de alimentos, tentar novos alimentos para manter o interesse na comida, alimentar-se acompanhado ou assistindo à TV; se a comida apresentar gosto metálico, usar talheres de plástico. Manter alguma atividade física para aumentar o apetite e beber bastante líquido, porém não durante as refeições. Um nutricionista poderá indicar uma dieta saudável.

Constipação: o intestino para de funcionar e as evacuações se tornam muito menos frequentes, difíceis e dolorosas, podendo associar-se a cólicas e distensão por gases. **O que fazer:** ingerir bastante líquido e aumentar a quantidade de fibras na dieta é fundamental. Praticar de 15 a 30 minutos de atividade física por dia também favorece o intestino.

Diarreia: quando as evacuações são bastante frequentes e as fezes estão amolecidas ou líquidas. **O que fazer:** beber bastante líquido e fazer refeições em intervalos mais curtos, ingerindo menor volume de comida. Um nutricionista poderá orientar a alimentação, porém é bom evitar derivados do leite, bem como alimentos condimentados e gordurosos.

Fadiga: sensação de cansaço e prostração. Pode ocorrer mesmo que o paciente não esteja anêmico ou deprimido. **O que**

fazer: diminuir as atividades diárias, priorizando as mais importantes, e permitir que outras pessoas ajudem ou assessorem o paciente, aliviando suas funções. Outras recomendações essenciais são alimentar-se bem, beber bastante líquido, exercitar-se diariamente por alguns minutos e descansar ao longo do dia.

Queda do cabelo (alopecia): a quimioterapia às vezes danifica as células que fazem o pelo crescer e promove a queda dos fios existentes, tanto no corpo quanto na cabeça. A queda ocorre de duas a três semanas após o início da quimioterapia, e os cabelos voltarão a crescer entre dois e três meses após o término do tratamento. Pode crescer diferente do que era antes e demorar a recuperar a aparência normal. **O que fazer:** proteger o couro cabeludo do sol e do frio, usar cortes curtos, raspar a cabeça, usar lenços, gorros e próteses capilares são as alternativas a ser consideradas.

Náuseas e vômitos: são os mistificadores da quimioterapia. **O que fazer:** evitar os alimentos muito gordurosos, salgados e condimentados. A comida não deve ser ingerida muito quente. É preciso estabelecer o melhor horário para as refeições e comer menos mais vezes ao dia. Vale o mesmo conselho para a ingestão de líquidos.

Dores: são bastante comuns, sendo essencial que o sintoma seja relatado com o maior número de detalhes possível. Assim o médico poderá indicar a intervenção mais adequada.

Alterações na mucosa e na garganta (mucosite): alterações no paladar, boca seca, dificuldade de engolir, pontinhos brancos na mucosa, aftas. **O que fazer:** usar escovas bem macias na higienização, fazer bochechos com água bicarbonatada, comer alimentos macios e fáceis de deglutir, evitando os muito quentes, manter as mucosas hidratadas.

Infecção: a ocorrência de sintomas atípicos – por exemplo, alterações na garganta, na urina e nas fezes – associada ou não a secreção (pus) e febre deve sempre ser avaliada para verificar a presença de uma infecção. Esta pode se agravar rapidamente, devendo a equipe de saúde ser avisada de imediato.

TERAPIA-ALVO MOLECULAR

É ministrada por meio de substâncias que bloqueiam o crescimento ou a disseminação do câncer interferindo em moléculas específicas do processo de crescimento e progressão tumoral.

Como o tratamento é direcionado para alterações moleculares e celulares específicas da célula tumoral, a terapia-alvo molecular pode ser mais eficiente do que outras modalidades de tratamento, como a quimioterápica e a radioterápica, além de ser menos nociva às células normais.

Ela pode ser aplicada de modo isolado ou em associação com a quimioterapia. Por bloquear os sinais que estimulam o crescimento das células cancerosas a se dividir descontroladamente, a terapia-alvo molecular é capaz de evitar a progressão do câncer e de induzir a morte da célula cancerosa por meio de um processo chamado de apoptose.

A primeira terapia-alvo molecular desenvolvida foi o bloqueio do receptor de estrógeno, hormônio feminino encontrado em vários casos de câncer de mama. Quando o estrogênio se liga ao receptor de estrogênio presente nas células do câncer de mama, inicia-se uma ativação de genes específicos necessária para o crescimento e a proliferação tumoral.

A terapia-alvo molecular ficou conhecida pela denominação genérica de hormonoterapia. Vários medicamentos utilizados são conhecidos há bastante tempo, como o tamoxifeno, que bloqueia a ligação entre o receptor de estrógeno e o resto do corpo, e o fulvestranto, que bloqueia e destrói o receptor de estrógeno.

Outra classe de medicamentos usados como hormonoterapia é a dos inibidores da aromatase, enzima necessária para produzir estrógeno no organismo. Tais inibidores diminuem o nível de estrógeno no organismo, reduzindo assim o estímulo de crescimento e de proliferação de células de câncer de mama. São inibidores de aromatase o letrozol e a anatrozol.

É fundamental identificar o alvo que estimula o crescimento e a sobrevivência do tumor. Uma vez encontrado esse alvo, a hormonoterapia é desenvolvida visando eliminá-lo.

TERAPIAS BIOLÓGICAS

Vacinas contra o câncer e terapias genéticas também são frequentemente consideradas terapias-alvo moleculares, pois interferem no crescimento e na proliferação tumoral.

Optamos por chamá-las de terapias biológicas porque elas auxiliam o sistema imunológico do organismo, direta ou indiretamente, a controlar o tumor ou a diminuir efeitos colaterais de tratamentos oncológicos. Outras denominações são: bioterapias, imunoterapias e modificadores biológicos de resposta imunológica.

Essas terapias alteram a resposta imunológica do organismo, potencializando-a diretamente e recuperando a habilidade do organismo de defender-se contra as células do câncer. Exemplos: interferons, interleucinas e os fatores estimulantes de colônias.

Os fatores estimulantes de colônias ou fatores de crescimento hematopoético não agem diretamente contra o câncer.

Eles estimulam as células ainda não especializadas, produzidas pela medula óssea, a se transformar nas células que compõem o sangue e são fundamentais para o sistema imunológico.

Alguns tratamentos contra o câncer também destroem células benignas do organismo, como as células de defesa, deixando o organismo vulnerável a infecções. As terapias biológicas visam diminuir esse efeito danoso, favorecendo os tratamentos e garantindo que a dose e a frequência sejam pouco prejudicadas, combatendo assim a doença.

Alguns exemplos:

- Filgrastim (G-CSF): usado para estimular a formação de novos glóbulos brancos, diminui a queda da imunidade (imunossupressão).
- Eritropoetina: utilizada para aumentar a quantidade de glóbulos vermelhos (hemácias), melhora a anemia.

Já a terapia-alvo molecular auxilia o sistema imunológico a destruir células tumorais. Entre seus exemplos estão o rituximabe e o ipilimumabe.

Hoje, vacinas vêm sendo desenvolvidas para estimular o organismo a identificar e assim destruir as células cancerosas. Porém, elas têm duas finalidades distintas:

- Vacina terapêutica – é aplicada no indivíduo após o diagnóstico do câncer com o intuito de interromper o crescimento do tumor, de evitar que este reapareça ou de eliminar células tumorais que restaram após outro tratamento contra o câncer.

- Vacina preventiva – é aplicada em indivíduos saudáveis, que ainda não desenvolveram o câncer, com o intuito de estimular o sistema imunológico a combater alguns vírus potenciais de câncer (exemplo: vacina contra o vírus do papiloma humano, HPV, que pode causar o câncer de colo de útero).

Devemos ressaltar que a terapia genética é um tratamento ainda em caráter experimental que se baseia em introduzir material genético dentro de células específicas do organismo, normalmente células do sistema imunológico, para potencializá-las no combate ao câncer.

Há ainda os imunomoduladores não específicos, que são utilizados aproveitando-se de uma ação secundária que eles provocam, aumentando substâncias que estimulam uma resposta inflamatória ou imunológica benéfica ao tratamento. Como exemplo principal dessa modalidade cita-se a vacina BCG aplicada na bexiga de portadores de câncer inicial de bexiga.

Os efeitos colaterais da terapia-alvo molecular e das terapias biológicas variam de acordo com a classe do tratamento. Os mais comuns são: fadiga, diarreia, perda do apetite, alterações cutâneas (vermelhidão, acne, despigmentação), inchaço e náuseas. Às vezes surge uma síndrome semelhante a uma gripe forte, com febre, calafrios e dores musculares.

Algumas alterações no funcionamento orgânico podem ocorrer, como o desenvolvimento ou o agravamento da hipertensão arterial sistêmica, que em geral surge com o uso de medicamentos à base de bevacizumabe que atuam na angiogênese.

Há ainda a presença de um efeito colateral que, quando ocorre, indica que o tratamento está funcionando: é o *rash* cutâneo (vermelhidão e desenvolvimento de lesões, como espinhas) durante o uso do cetuximabe, erlotinibe ou gefitinibe.

TERAPIA ENDÓCRINA

Mais conhecida como hormonoterapia, é um tratamento que adiciona, bloqueia ou remove hormônios no organismo para retardar ou interromper o crescimento de certos tipos de câncer. Pode ocorrer administrando-se medicamentos sintetizados ou retirando-se a glândula do organismo que produz determinado hormônio.

No câncer de mama

Emprega-se frequentemente essa terapia no câncer de mama, pois os hormônios estrogênio e progesterona podem estimular o crescimento de alguns tumores de mama.

Hormonoterapia é o bloqueio da ação hormonal e não deve ser confundida com o uso de hormônios utilizados por algumas mulheres no período da menopausa. A hormonoterapia no câncer de mama pode ocorrer das seguintes formas:

- **Bloqueando a função ovariana:** os ovários são os grandes produtores do hormônio estrogênio na mulher que não se encontra na menopausa. Essa ablação (bloqueio da função) ovariana pode ser cirúrgica, removendo-se os ovários da mulher, ou química, usando hormônios que atuam na glândula hipófise e controlam o funcionamento dos ovários (por exemplo, goserelina).
- **Bloqueando a produção do estrógeno:** drogas denominadas inibidores da aromatase bloqueiam a atividade da

enzima de mesmo nome, utilizada pelo organismo para produzir estrogênio nos ovários e em outros tecidos. São usadas em mulheres na pós-menopausa, pois estas possuem tanta aromatase que os inibidores não conseguem bloqueá-las eficazmente. Exemplos: anastrozol, letrozol, exemestano. É possível, no entanto, utilizar essa medicação em mulheres na pré-menopausa se associada a algum medicamento que bloqueia a função ovariana.

- **Bloqueando os efeitos estrogênicos:** são medicamentos que interferem na capacidade do estrogênio de estimular o crescimento de células de câncer de mama.

A hormonoterapia pode ser usada no câncer de mama com vários objetivos:

- Adjuvância: reduzir a chance de recorrência do tumor da mama.
- Neoadjuvância: diminuir o tamanho do tumor para permitir um tratamento cirúrgico menos extenso.
- Doença metastática: controlar o crescimento tumoral.
- Prevenção: prevenir o câncer de mama.

Os efeitos colaterais variam de acordo com a medicação utilizada. Encontramos com mais frequência ondas de calor ou fogachos, suores noturnos e secura vaginal. As dores articulares e musculares também são comuns, mais relatadas com uso dos inibidores de aromatase.

A trombose venosa pode ocorrer com o uso do tamoxifeno, assim como alterações no endométrio (camada que reveste o útero); ambas precisam ser avaliadas especificamente.

A perda óssea é um efeito bastante relevante e também precisa ser avaliada durante a hormonoterapia.

Como os transtornos do humor são frequentes, é fundamental não utilizar medicamentos sem antes consultar o médico, pois alguns antidepressivos, por exemplo, podem prejudicar a eficácia da hormonoterapia.

No câncer de próstata

Nos homens, a hormonoterapia é uma das principais modalidades para o tratamento do câncer de próstata.

Os andrógenos, hormônios masculinos, estimulam o crescimento tumoral. Os testículos são as maiores fontes de testosterona masculina. A glândula adrenal também produz outros hormônios masculinos e uma pequena quantidade de testosterona.

A hormonoterapia pode ser usada antes, ao longo e depois de um tratamento com fins curativos e também na doença metastática, podendo ser empregada por administração dos medicamentos ou cirurgicamente. No primeiro caso, ela age:

- Bloqueando a função testicular: bloqueio químico, por exemplo, usando goserelina ou leuprolide, que induzem a parada de produção de testosterona pelos testículos.
- Bloqueando a ação dos andrógenos: são denominados antiandrogênios, flutamida, bicalutamida e nilutamida, pois não permitem a ação androgênica.
- Bloqueando a produção de testosterona pela glândula adrenal: cetoconazol, aminoglutetimida.

No caso do tratamento cirúrgico, se dá pelo bloqueio da função testicular, com a retirada dos testículos.

Entre os efeitos colaterais da hormonoterapia no homem estão ondas de calor, impotência, perda do apetite sexual, perda de massa óssea. Algumas situações podem elevar o açúcar e o colesterol no sangue. Náuseas, vômitos, crescimento e dor das glândulas mamárias também podem ocorrer. Todos esses sintomas deverão ser acompanhados para que o médico tome medidas para eliminá-los ou atenuá-los.

O tratamento sistêmico do câncer, em suas diversas modalidades, é hoje alvo de muitos estudos no mundo inteiro com o objetivo de melhorar seus resultados. Neste capítulo, relatamos o que já é utilizado no combate à doença, algumas características e formas de ação. Em caso de dúvida sobre tratamentos, tradicionais ou novos, busque sempre orientação médica.

REFERÊNCIAS BIBLIOGRÁFICAS

BAGGSTROM, M. Q. "Management of adverse effects treatment". In: DEVITA JR., V. *et al.* (orgs.). *DeVita, Hellman, and Rosenberg's cancer: principles and practice of oncology*. 9 ed. Filadélfia: Wolters Kluwer Health/Lippincott Williams & Wilkins, 2011, p. 524-31.

INSTITUTO NACIONAL DE CÂNCER. "Cuidados paliativos oncológicos: controle de sintomas". *Revista Brasileira de Cancerologia*, v. 48, n. 2, 2002, p. 191-211. Disponível em: < http://www.inca.gov.br/rbc/n_48/v02/pdf/condutas3.pdf>. Acesso em: 23 abr. 2013.

SITE

Cancer Topics – National Cancer Institute at the National Institutes of Health – www.cancer.gov/cancertopics.

10
Cuidados especiais durante a terapia antineoplásica: uma abordagem prática durante o período de tratamento

VALÉRIA BRAZOLOTO

A terapia antineoplásica, conhecida popularmente como quimioterapia, tem-se mostrado muito eficaz no tratamento de tumores malignos. Usada muitas vezes com objetivos curativos ou paliativos, dependendo do tipo do câncer e das condições físicas da pessoa, a quimioterapia provoca no entanto reações adversas.

Vejamos a seguir alguns cuidados e orientações, com as devidas explicações, no que se refere a atividades e práticas durante o tratamento.

Moderações nas atividades diárias: a terapia antineoplásica interfere no sistema imunológico, o que ocasiona frequente sensação de cansaço. É recomendável distribuir os compromissos no decorrer da semana.

Atenção para o repouso necessário: além das oito horas recomendadas de sono, o ideal é seguir as necessidades do organismo e dormir o tempo que for preciso para se recuperar.

Alimentação: deve ser fracionada e balanceada, supervisionada por um nutricionista. Isso facilitará suas escolhas gastronômicas e garantirá uma alimentação saudável e adequada.

Atividades sexuais: o tratamento antineoplásico não interfere nas práticas sexuais nem as prejudica. No entanto, o que ocorre muitas vezes é a diminuição do interesse sexual devido às alterações emocionais. A gravidez deve ser evitada no período de tratamento, sendo indispensável o uso de contraceptivos.

Proteção solar: o uso de proteção solar com fator 50/60 é imprescindível durante o tratamento quimioterápico, bem como a inclusão, nas atividades cotidianas, de óculos de sol, chapéus, bonés, turbantes e/ou lenços, prótese capilar etc. Esses cuidados, além de proteger o paciente, preservarão seu visual, melhorando sua autoestima.

Hidratação oral e corporal: durante o tratamento, é necessário manter um nível de hidratação maior que o de costume. A hidratação oral facilitará a eliminação tóxica medicamentosa, e a hidratação corporal preservará a turgidez da pele. A ingestão de bebida alcoólica não é recomendada, mas o uso pode ser previamente discutido com seu médico, visto que a participação em atividades sociais deve ser preservada.

Cuidados com a integridade do couro cabeludo e capilares: algumas medicações antineoplásicas provocam a queda parcial ou total dos cabelos. Assim, indicamos o uso de xampu neutro ou sem sal. Durante a lavagem dos cabelos é importante massagear delicadamente o couro cabeludo com a polpa dos dedos. A temperatura da água deverá ser preferencialmente morna (evite altas temperaturas).

Exercícios físicos: a prática de exercícios físicos não necessariamente deverá ser interrompida, desde que sejam seguidas algumas recomendações importantes – como a autorização prévia do seu médico, que indicará a modalidade adequada para seu caso, e o acompanhamento de profissional habilitado, a fim de que você obtenha um desempenho satisfatório e seguro devido às suas limitações.

Inspeção diária dos pés e das mãos: caso haja necessidade de cuidados específicos (remoção de calosidades e/ou cutículas), procure profissionais especializados (podólogo e/ou manicure) que utilizem materiais de forma individualizada.

Retirada de barba: deve ser feita preferencialmente com barbeadores elétricos (evite o uso de lâminas).

Condução de veículos: é necessário comparecer acompanhado durante o tratamento e evitar dirigir após sessões de quimioterapia, pois algumas medicações provocam sonolência.

Cronograma: o cronograma é um cartão de uso diário no qual, durante o tratamento, são anotados consultas e/ou retornos, exames (sangue/imagem), acompanhamentos e administração dos ciclos quimioterápicos. É indispensável trazê-lo para a terapia e mantê-lo atualizado.

Como vimos, existem muitas formas de amenizar os efeitos colaterais e as limitações causados pelo tratamento antineoplásico. É importante mencionar que a atuação dos profissionais envolvidos certamente contemplará caminhos para melhor atender os pacientes.

REFERÊNCIAS BIBLIOGRÁFICAS

BONASSA, E. M. A.; GATO, Maria I. R. *Terapêutica oncológica para enfermeiros e farmacêuticos*. 4 ed. São Paulo: Atheneu, 2012.

BRUNER, B. G.; SUDDARTH, S. C. *Tratado de enfermagem médico-cirúrgica*. 10 ed. Rio de Janeiro: Guanabara Koogan, 2005.

MINISTÉRIO DA SAÚDE/INSTITUTO NACIONAL DE CÂNCER JOSÉ ALENCAR GOMES DA SILVA (INCA). *ABC do câncer: abordagens básicas para o controle do câncer*. Rio de Janeiro: Inca, 2012.

SIMON, Sergio. "Quimioterapia: visão atual". Entrevista a Drauzio Varella. s/d. Disponível em: <http://drauziovarella.com.br/cancer/quimioterapia-visao-atual/>. Acesso em: 22 abr. 2013.

SITE

Instituto Nacional de Câncer – www.inca.gov.br.

11
A inserção do profissional farmacêutico na equipe

SIMONE APARECIDA OGUCHI FALCARI

A inserção do farmacêutico na área de oncologia ganha espaço a cada dia. Esse profissional se apresenta no contexto da equipe multidisciplinar como ferramenta essencial no controle da qualidade farmacoterapêutica do tratamento do câncer.

Desde os anos 2000, o Brasil vem estabelecendo diretrizes para o cumprimento de etapas primordiais para o sucesso e a segurança do tratamento do paciente oncológico. O primeiro passo foi a criação da Sociedade de Farmacêuticos em Oncologia (Sobrafo), em 2001, que reuniu profissionais que buscavam a garantia da qualidade do tratamento oncológico em nosso país. O farmacêutico é o tutor de muitas diretrizes, o que faz dele uma espécie de auditor interno do serviço, seja na avaliação de um medicamento, seja na avaliação de uma prescrição médica.

O papel do farmacêutico no tratamento oncológico começou com a Resolução RDC n. 220, de 21 de setembro de 2004, que determinava a constituição de uma equipe multidisciplinar, suas atribuições e os requisitos mínimos exigidos para o funcionamento de um Serviço de Terapia Antineoplásica. Tal resolução trazia, ainda, anexos de boas práticas de preparação e manipulação de medicamentos antineoplásicos, que compreendem avaliação dos fornecedores, padronização de medicamentos, recebimento e armazenamento, manipulação, dispensação e descarte dos resíduos.

Além disso, e não menos importante, o farmacêutico atua na avaliação dos protocolos e prescrições viabilizando os medicamentos para que o sucesso do tratamento seja alcançado. É por isso que o farmacêutico deve ser um profissional qualificado para exercer tão complexa atividade.

O controle das diversas etapas se consegue por meio do conhecimento que o profissional precisa ter, agregando ainda processos validados por testes periódicos para a garantia da qualidade. Dentro dessas atividades, o enfermeiro controla a efetividade do tratamento, atento a qualquer queixa técnica ou efeito adverso durante o percurso a fim de prover segurança e qualidade no atendimento. Nesse ponto, o farmacêutico é personagem fundamental para prevenir, identificar e corrigir erros relacionados à medicação.

A função preventiva e corretiva, seja do medicamento, seja do tratamento, é essencial no trabalho do enfermeiro. É preciso padronizar os medicamentos e a avaliação de fornecedores, garantindo, entre as muitas alternativas no mercado farmacêutico, a escolha de itens de qualidade e seguros, além de fornecedores idôneos que nos apresentem dados embasados em normas legais e seguras que respeitem um programa que garanta a conservação dos itens até a entrada em estoque. Por sua vez, quando os produtos já estão em nosso poder, cabe a nós zelar para que suas condições de estabilidade sejam asseguradas a fim de garantir sua eficácia.

CONHECIMENTOS CLÍNICOS E TÉCNICOS

A próxima etapa contempla conhecimentos clínicos e técnicos do farmacêutico. Este deve triar e avaliar a prescrição médica, analisando protocolos, medicamentos, doses e periodicidade, além de verificar possíveis interações, incompatibilidade, concentração e estabilidade das soluções. Só então segue para a manipulação dos medicamentos, que é realizada em ambiente adequado e em condições assépticas, garantindo uma administração segura e de acordo com o prescrito pelo protocolo.

A manipulação do medicamento merece atenção redobrada: além de se tratar de um medicamento perigoso por sua natureza química e biológica, ele é prescrito conforme o peso ou a superfície corpórea do paciente. Além disso, a dose terapêutica de um medicamento antineoplásico deve ser muito precisa, já que o intervalo para uma dose tóxica do mesmo medicamento é muito estreito.

O treinamento e a reciclagem dos profissionais dessa área precisam ser frequentes, devendo os farmacêuticos acompanhar cada novo medicamento lançado e seus processos e procedimentos.

O registro das informações é importante em todas as etapas: identificação do paciente, do protocolo, dos sinais vitais e dos exames solicitados pelo médico, dos medicamentos prescritos e de suas doses, acompanhados por lote e validade. Essa conduta garante a rastreabilidade do tratamento, podendo fornecer indícios para a avaliação de uma eventual reação adversa ou simplesmente para a análise da evolução do paciente.

O farmacêutico trabalha também em parceria com a equipe, fornecendo e trocando informações acerca dos medicamentos: interações, incompatibilidade, farmacocinética, farmacodinâmica, extravasamentos. Isso ajuda a prevenir/tratar efeitos adversos decorrentes dos remédios. E esse trabalho se faz a cada prescrição, a cada paciente. Além do contato diário com a equipe, encontros semanais se fazem necessários, pois facilitam a integração dos membros da equipe e a discussão de questões relacionadas aos pacientes.

O monitoramento dos medicamentos e dos pacientes se faz pela farmacovigilância e atenção farmacêutica, conjunto de procedimentos por meio do qual o farmacêutico pode acompanhar o tratamento de um paciente com determinado protocolo, respeitando sua individualidade. Com essa ferramenta, que avalia as reações adversas, podemos registrar as ocorrências e contribuir para a melhoria da eficiência e da segurança dos medicamentos, além de oferecer um tratamento com qualidade.

Desde 2007 podemos contar com o apoio da Agência Nacional de Vigilância Sanitária (Anvisa) e da Sociedade de Farmacêuticos em Oncologia (Sobrafo) na divulgação e orientação sobre os benefícios do registro e do acompanhamento das reações adversas em um banco de dados nacional, o que aumenta a eficácia e a segurança dos tratamentos oncológicos.

Quanto às inovações na área, são muitas e constantes, tanto no que se refere aos medicamentos quanto à tecnologia. O profissional deve estar atento a elas, estudando-as e adequando-as à sua realidade, sempre dentro da ética e das normas estabelecidas pela Anvisa, a fim de trazer o melhor tratamento para o paciente.

É preciso levar em conta o fato de que o número de medicamentos antineoplásicos orais tem aumentado nos últimos anos. Por isso, é preciso ficar atento às seguintes questões:

- O paciente terá os mesmos cuidados e a mesma aderência ao tratamento em comparação com os medicamentos injetáveis?
- As interações serão observadas em maior escala (pois muitos pacientes tomam os medicamentos em um mesmo horário) sem que se verifique se a ingestão se dará antes ou depois das refeições?
- Por ser um medicamento oral, sua importância será diminuída?
- A falha no tratamento poderá ser decorrente da falta de aderência do paciente à conduta terapêutica ou da falta de informação transmitida a ele?

O farmacêutico precisa participar ativamente desse contexto, interagindo com a equipe e o paciente para que os medicamentos sejam usados de forma correta. Assim, o sucesso do tratamento se deve à contribuição de cada profissional da equipe, somando cada parte dentro de uma visão única, cada um na sua área de competência.

REFERÊNCIAS BIBLIOGRÁFICAS

AGÊNCIA NACIONAL DE VIGILÂNCIA SANITÁRIA. Resolução – RDC/Anvisa n. 220, de 21 de setembro de 2004. Disponível em: <http://portal.anvisa.gov.br/wps/wcm/

connect/a5d8d680474597419facdf3fbc4c6735/RDC+N%C2%BA+220-2004.pdf?MOD=AJPERES>. Acesso em: 22 abr. 2013.

INTERNATIONAL SOCIETY OF ONCOLOGY PHARMACY PRACTITIONERS STANDARDS COMMITTEE. "Isopp standards of practice. Safe handling of cytotoxics". *Journal of Oncology Pharmacy Practice*, v. 13, suppl., 2007, p. 1-81.

SOCIEDADE BRASILEIRA DE FARMACÊUTICOS EM ONCOLOGIA. *Guia para o preparo seguro de agentes citotóxicos*. São Paulo: Sobrafo, 2003.

SOCIEDADE BRASILEIRA DE FARMACÊUTICOS EM ONCOLOGIA/AGÊNCIA NACIONAL DE VIGILÂNCIA SANITÁRIA. *Guia para notificação de reações adversas em oncologia*. 2. ed. São Paulo: Conectfarma, 2001. Disponível em: <http://www.sobrafo.org.br/site/public/docs/ATT00373.pdf>. Acesso em: 23 abr. 2013.

UNITED STATES DEPARTMENT OF LABOR. OCCUPATIONAL SAFETY AND HEALTH ADMINISTRATION. "Controlling occupational exposure to hazard drugs". In: *Osha Technical Manual*. 1999. Disponível em: <http://www.osha.gov/dts/osta/otm/otm_vi/otm_vi_2.html>. Acesso em: 12 abr. 2013.

Os autores

ARTUR MALZYNER
Graduado em Medicina pela Escola Paulista de Medicina (Unifesp), fez residência e doutorado na Faculdade de Medicina da Universidade de São Paulo (FMUSP) e fellow em Oncologia Médica no Centro Nacional de Câncer (Tóquio, Japão). É membro da American Society of Clinical Oncology (Asco), da European Society for Medical Oncology (Esmo) e da Sociedade Brasileira de Oncologia Clínica (Sboc). É oncologista do Hospital Israelita Albert Einstein, além de atuar como oncologista e consultor científico da **Clinonco – Clínica de Oncologia Médica**.

DANIELE EVARISTO VIEIRA ALVES
Graduada em Medicina pela Faculdade de Medicina da Universidade Federal de Juiz de Fora e coinvestigadora de pesquisas clínicas nacionais e internacionais, é oncologista da **Clinonco – Clínica de Oncologia Médica**.

ELGE WERNECK ARAÚJO JÚNIOR
Membro titular da Sociedade Brasileira de Oncologia Clínica (Sboc), é oncologista do Hospital Professor Edmundo Vasconcelos e do Hospital Heliópolis (SP), além de oncologista da **Clinonco – Clínica de Oncologia Médica.**

ELZA MARIA DE OLIVEIRA DERTONIO DONATO
Graduada pela Faculdade de Medicina da Universidade de Mogi das Cruzes, é coinvestigadora de pesquisas clínicas nacionais e internacionais multicêntricas e membro do corpo clínico do Hospital Professor Edmundo Vasconcelos, além de oncologista da **Clinonco – Clínica de Oncologia Médica.**

EMERSON NEVES DOS SANTOS
Graduado pela Faculdade de Medicina de Teresópolis, é coinvestigador de pesquisas clínicas nacionais e internacionais. É oncologista do Hospital Professor Edmundo Vasconcelos, do Hospital Heliópolis e da **Clinonco – Clínica de Oncologia Médica.**

FERNANDA DE CAMPOS PRUDENTE SILVA
Graduada em Nutrição pelo Centro Universitário São Camilo, é aprimorada em transtornos alimentares pelo Ambulatório de Bulimia e Transtornos Alimentares do HCFMUSP e aprimorada em Nutrição e Oncologia pelo Hospital A. C. Camargo. Pós-graduada em nutrição clínica funcional, atua como nutricionista na **Clinonco – Clínica de Oncologia Médica.**

MARIA DA GLÓRIA GONÇALVES GIMENES
PhD pelo Illinois Institute of Technology (Chicago, EUA), é coordenadora do curso de especialização em Psico-Oncologia do

Hospital Pérola Byington. Atua ainda como psico-oncologista, psicóloga, psicoterapeuta e coordenadora do Serviço de Psico-Oncologia da **Clinonco – Clínica de Oncologia Médica.**

MAURÍCIO ANTRANIG NICOLIAN MURADIAN
Graduado pela Faculdade de Medicina de São José do Rio Preto, é especialista em Oncologia pela Sociedade Brasileira de Clínica Médica e coinvestigador de pesquisas clínicas nacionais e internacionais. Atua como oncologista na **Clinonco – Clínica de Oncologia Médica.**

RICARDO CAPONERO
Graduado pela Faculdade de Medicina da Universidade de São Paulo (USP), é especialista em Oncologia pela Sociedade Brasileira de Oncologia Clínica (Sboc) e coinvestigador de pesquisas clínicas nacionais e internacionais multicêntricas. Diretor científico da Associação Brasileira de Cuidados Paliativos (ABCP), é presidente do Conselho Científico da Federação Brasileira de Instituições Filantrópicas de Apoio à Saúde da Mama (Femama) e sócio diretor do Instituto Simbidor. Atua como oncologista da **Clinonco – Clínica de Oncologia Médica.**

SIMONE APARECIDA OGUCHI FALCARI
Graduada em Farmácia e Bioquímica pela Universidade Paulista e pós-graduada em Administração Hospitalar pelo Instituto de Pesquisas Hospitalares, é membro da comissão de educação da Sociedade Brasileira de Farmacêuticos em Oncologia (Sobrafo). Atua como farmacêutica e gerente de farmácia da **Clinonco – Clínica de Oncologia Médica.**

TASSIANA BARROS PETRILLI
Psicóloga e psicoterapeuta formada pela Pontifícia Universidade Católica de São Paulo (PUC-SP). Especialista em Psicologia da Saúde e Hospitalar pelo Núcleo de Ensino, Qualidade e Humanização em Saúde (Nelis) e em Psicologia Hospitalar Aplicada à Oncologia pelo Hospital Pérola Byington, trabalhou no Hospital e Maternidade São Luiz e no Hospital Leforte, ambos em São Paulo. Atua como psico-oncologista da **Clinonco – Clínica de Oncologia Médica.**

VALÉRIA BRAZOLOTO
Graduada em Enfermagem e Obstetrícia pela Faculdade de Medicina de Marília, é especialista em Enfermagem Cardiológica pelo Instituto Dante Pazzanese, em Administração Hospitalar pela Fundação Getulio Vargas e em Enfermagem Dermatológica pela Sociedade Brasileira de Enfermagem em Dermatologia (Sobende). Atua como enfermeira na **Clinonco – Clínica de Oncologia Médica.**

VANESSA MASTRO
É jornalista e publicitária formada pela Universidade Anhembi Morumbi.

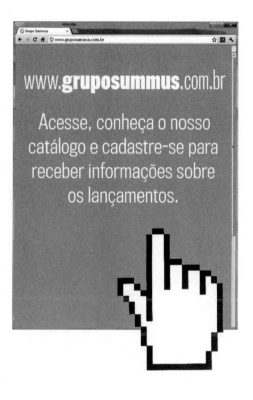

www.gruposummus.com.br

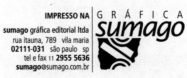

IMPRESSO NA
sumago gráfica editorial ltda
rua itauna, 789   vila maria
02111-031 são paulo   sp
tel e fax 11 **2955 5636**
sumago@sumago.com.br